下《か》肢《し》のしびれ・痛み

自力改善メソッド

理学療法士
柿澤健太郎
text by Kentaro Kakizawa

彩図社

はじめに

私は理学療法士になってから10年以上にわたり、整形外科病院やクリニックで多くの患者さんを担当させていただきました。担当回数でいえば1万回をゆうに超えていると思います。

1万回以上の治療の中で特に患者さんから多かった訴えが、**「下肢《かし》のしびれ・痛み」**です。

本書における「下肢」とは骨盤を含むお尻から足の指先までを指します。特に50〜70代の方に多く、仕事や趣味、日常生活に支障をきたし症状が慢性的に続くことで気持ちが塞ぎ込んでしまう方も少なくありません。

下肢のしびれ・痛みを引き起こす原因の代表的なものとして「腰椎椎間板《ようついついかんばん》ヘルニア」「脊柱管狭窄症《せきちゅうかんきょうさくしょう》」「腰椎《ようつい》すべり症」などが挙げられます。これらはレントゲンやMRIで腰髄《ようずい》（腰骨の中にある神経の束）やその周辺組織がどうなっているかを判断し、病名が決定されます。読者の方においても一度は聞いたり、実際に病院で告げられたことがあるのではないでしょうか。

しかし、厄介なのが**病名と「下肢のしびれ・痛み」の症状は必ずしもイコールで結ばれない**ということです。現代の医学では「腰痛の85%は原因不明」と言われており、またある論文では「腰痛の症状がなくてもレントゲンやＭＲＩでは問題があった」という報告があります。

つまり**「下肢のしびれ・痛み」の原因はレントゲンやＭＲＩなどで指摘された病名だけでは語ることができず、それらの症状を引き起こす原因が他に潜んでいることに他ならない**のです。

もちろん、最初に病院の検査を受けて腰やその周囲に異常がないことを確認するのは重要です。しかし**湿布や電気治療、痛み止めの注射を繰り返しても症状が改善しない場合は、本当の原因にアプローチできていない可能性**があります。注意深く原因を解明し、その方にあった対処法を行うことで、症状が改善して手術をしなくても済んだというケースも数多くあります。

「病を見て人を見ず」という言葉がありますが、私が臨床において一番力を入れていることは「問診」です。問診によって一人一人の原因が何なのかを推測し、最適なアプローチを選択します。

本書では、身体のプロと言われる理学療法士の視点から、一人一人の状態に合わせた対処法をご紹介し、実践することで症状の改善に繋げていきます。

どうかこの本が皆様のお役に立てば幸いです。

理学療法士　柿澤健太郎

1章 なぜしびれ・痛みが現れるのか？

2章

しびれ・痛みの原因セルフチェック

3章

構造タイプのセルフケア

4章

末梢タイプのセルフケア

5章

しびれ・痛みに対する5つのデイリーケア

用意するもの

〈セルフケアで使うことがあります〉

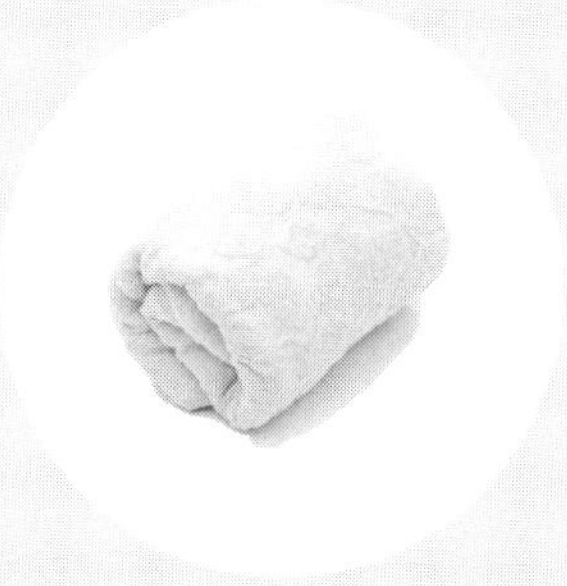

バスタオル
２枚程度

ご自分に合う高さに
なるように、枚数は
調節してください

テニスボール

百均のもので
十分です

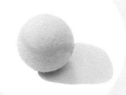

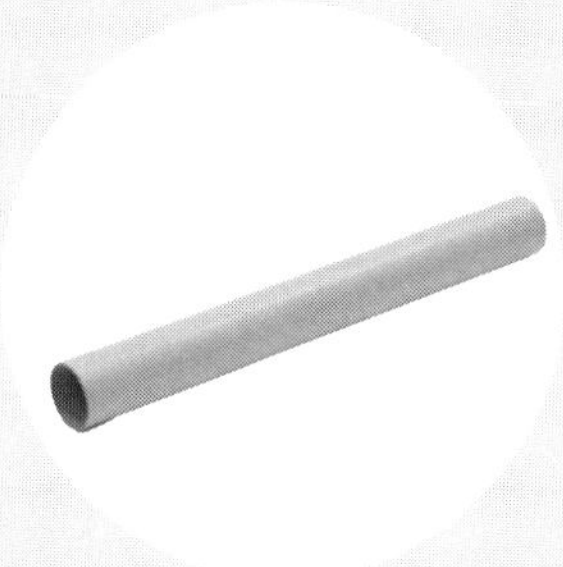

ラップの芯

力を入れても折れない
硬さを持つ棒状のもの
であればＯＫです

1章

なぜしびれ・痛みが現れるのか？

なぜ足にしびれ・痛みが現れるのか？

「足のしびれ」の原因は、実に様々です。正座をした後に感じる一時的なものも「足のしびれ」ですし、立ち上がった瞬間に走るように感じるものも「足のしびれ」です。しびれの現れ方によって原因は異なりますが、まずは一般的に「足のしびれ」がどのようなメカニズムで発生するのかを簡単にご説明しましょう。

「しびれ」は、感覚を司る受容器（センサー）に力が加わって圧迫・伸張されたり、神経組織そのものが壊れたりすることで引き起こされる症状です。

本書でも取り扱う「下肢《かし》（お尻～足先）」のしびれの場合だと、背骨の中にある脊髄《せきずい》に注目します。脊髄には**痛みの受容器である神経の束**があり、それは途中で分岐しながら手足の末端まで走っています。脊髄のうち、腰の部分を「腰髄《ようずい》」と呼びますが、腰髄にも下肢に関係する神経がありますから、腰骨（腰椎）で覆い囲むことで外部からのダメージを負わないように守っているという構造です。

本来なら、**腰椎とその周囲の組織が神経をガードしている**ので、しびれや痛みといっ

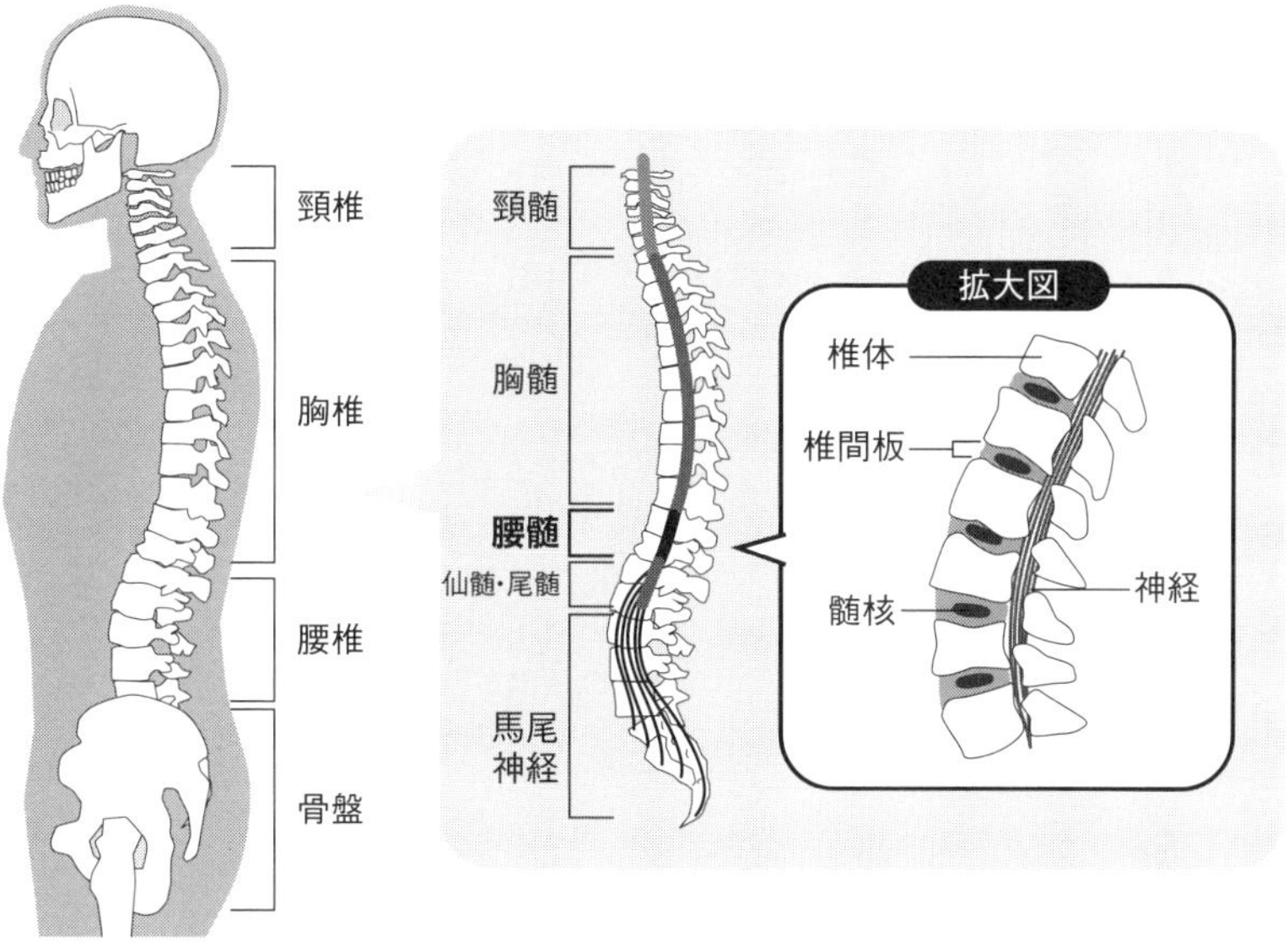
頸椎
胸椎
腰椎
骨盤
頸髄
胸髄
腰髄
仙髄・尾髄
馬尾
神経
拡大図
椎体
椎間板
髄核
神経

た症状は現れません。しかし、「年齢を重ねて骨が弱くなる」「成長期で骨が十分に成長しきっていない状態で強い外力が加わる」「長年にわたり悪い姿勢をとり続ける」などの影響により、積み木のように連なる背骨の位置関係がズレてしまうことがあります。

そうなると、骨が前に突き出たり、骨と骨の間が狭くなったり、腰髄が通る空洞が狭くなったりします。

その結果として、**しびれや痛みを司る神経の束である腰髄が骨同士で圧迫され、関節や椎間板などの組織が神経に触れてしまう**ことで、末端である足に「しびれや痛み」が現れるということです。症状は主に、お尻〜もも裏〜向こうずね〜足先まで全体に、もしくは一部分で出現することが多いです。

しかし、「しびれや痛み」を引き起こす原

因は腰髄だけではありません。

腰椎同士を関節する**「椎間《ついかん》関節」**や、背骨の最終地点で骨盤を形成する**「仙腸《せんちょう》関節」**といった関節が原因にもなりえますし、脊髄からのしびれや痛みだけではなく、下肢の末端の**「筋肉・神経」**が硬くなっていることも考えられます。これについては20ページから詳しくご説明します。

原因部位によって、しびれや痛みが出る部位が異なるケースが多いです。「下肢のどの部位に症状が出るか」が、痛みとしびれの原因を探る上でとても重要なヒントになるのです。

あまり耳なじみのない名称もあったかと思いますが、しびれ・痛みが生じるメカニズムについてご理解いただけたでしょうか。

痛みの部位によって「下肢のしびれや痛み」の原因が異なるということは、症状の数だけ原因となりうる部位が考えられるということです。レントゲンやＭＲＩといった検査では基本的に腰部のみを撮影し、診断を下します。これで全てが分かる訳ではないということも、納得していただけるのではないでしょうか。腰痛の85％は原因不明と言われる理由はここにあります。

私も実際に患者さんに施術を行う際は、さらに細かい分析を行います。

姿勢はどうか、体の癖はあるか、どのような動きをすると症状が現れるのか、どうすれば症状が消えるのか、日常生活においてどんな場面で症状が現れるか、症状に対してどのように感じているのか、どのような生活習慣か……これら一つ一つを紐解き、すべてを複合的に分析することで、その人の症状の真の原因に辿り着きます。

腰だけに明らかに問題があり、足に力が入らない麻痺がある・排尿や排便がコントロールできない膀胱直腸障害があるといった所見が認められて、症状が重度の場合は外科的な手術が検討される場合があります。中には症状が強すぎるために薬によって落ち着かせてから治療を開始する場合もあります。

しかし、長年の体の癖によるゆがみやバランスの悪さが原因で腰髄に支障が出ている場合は、理学療法士が細かく検査、治療することで症状の改善に繋がることが多いです。

私の考えとして、**手術や投薬が悪いのではなく、「足の痛みとしびれ」に対しては「これをやれば絶対に良くなる！」といった100％決まったものはない**のです。病院での治療が悪く言われがちなのは、一人一人の症状と原因を照らし合わせて複合的に対処できていないために症状が良くならないことが一因としてあるでしょう。

一つの治療法に固執することなく、あらゆる角度からアプローチしてその人の症状を改善させる。それこそが最善にして最短の道だと考えます。

画像診断の罠

私が担当させていただく患者さんから、よくこのような声を聞きます。
「腰のヘルニアがあるから足が痛くなるのよね」
「背骨の骨同士が狭くなっているから神経に触ってしびれるのね」

これらは、きっとレントゲンやＭＲＩの結果から、実際に医師から説明されたことなのでしょう。内容は理解できますし、ご本人もレントゲンやＭＲＩ検査の画像で問題がある箇所を見せてもらったと言います。

しかしそれらが本当に症状とイコールなのかと言えば、そうではありません。

２０１５年にアメリカで発表された論文[※1]では「無症状の人３１１０人を対象としてＭＲＩを撮ると、20歳代で37％、80歳代で96％で椎間板変性が認められた」とあります。

簡単に言うと、**「腰痛で症状が無くても、年齢を問わずレントゲンやＭＲＩでは問題があった」**ということですね。脊椎の変形は若い20歳代でも４割近い人に見られ、痛みなどの症状の有無とは関係なく、年齢と共に衰えていくという結果が示されています。

この論文の内容は、冒頭の患者さんの説明と食い違う結果と言えますね。**レントゲンやMRIによってヘルニアが起きていたり狭窄《きょうさく》が存在していたりすることが判明しても、実際に足のしびれや痛みの症状が現れるとは限らない**ということになります。

なぜこのような食い違いが起きるのでしょうか？

前述したように、「足のしびれや痛み」は原因が多岐に渡るということが挙げられます。画像診断上に問題があっても、本当の原因は違う部分にあることが考えられます。

もう1つは、多少ヘルニアが出ていたり背骨の狭窄があったとしても、痛みを感じる受容器（センサー）にそれらが触れていなければ「しびれや痛み」としては現れないからです。

たとえば、農作業に従事している高齢の方を思い浮かべてください。長年の農作業によって、腰は90度近く曲がり、膝が開いてガニ股姿勢になっている方は少なくありません。

この方々をレントゲンやＭＲＩで見ると、長年の曲がった姿勢や高齢による骨の強度の低下で、画像上では何かしら問題があります。その重篤さは画像だけを見ると手術が必要な程です。

しかし当の本人たちに話を聞くと、「全然痛くないよ、まだまだ現役だよ！」と元気に言い放ち、翌日も畑に出かけていきます。レントゲンやＭＲＩでの結果と症状がイコールで結びつかないという、まぎれもない証拠です。

ですから、しびれや痛みといった症状があって病院へ行き、画像診断で問題があったとしても、それがあなたの症状の本当の原因ではない可能性は大いにあります。**「ヘルニア」や「脊柱管狭窄症」と診断されても、実際に悩んでいる症状とは関係ない場合がある**のです。

ただし、画像診断は最初の診察として必要なものです。医師も理学療法士も、最初はレントゲンやＭＲＩの画像から腰骨の状態を確認します。そのうえでヘルニアが原因だと判断できれば、理学療法士ではなく医師の分野で手術などの治療を行う必要があります。

一方で、画像診断ののちに病院で処方された薬や湿布を服用しても、日々リハビリに通っていても症状が良くなっている気がしないと感じるならば、本当の原因は腰骨の異常にはなく、理学療法士の分野である姿勢の修正や日常的な体のケアで改善できる可能性が考えられるということです。

ここまでで、「しびれや痛みがなぜ現れるのか」「画像診断の結果と症状はイコールで結ばれるとは限らない」という点をご理解いただけたでしょうか。

「じゃあ私のこのつらい症状の原因は何なの？」と問いたいことと思います。

それでは次のページから、私が「下肢のしびれ・痛み」の原因だと考える３つの部位についてご説明します。理学療法士として多くの患者さんに接してきた経験から、多くの方がこの３つのいずれかに当てはまると考えられます。

もちろん、本当は一人一人原因が異なります。直接施術をすることができればより精度の高い解消法をお伝えできますが、本書で紹介するものもできる限り多くの人に当てはまり、症状の改善に繋がるものをピックアップしました。

ご自身の「下肢のしびれ・痛み」の原因が腰の問題なのか、はたまた違う場所にあるのかを把握したうえで、最適な改善方法をお伝えしていきます。

※１：Systematic literature review of imaging features of spinal degeneration in asymptomatic populations. Brinjikji W, Luetmer PH, Comstock B, et al.

3つの症状タイプ

ここからは、「下肢のしびれ・痛み」の原因を大きく3つに分けてご紹介していきます。それが、**「①構造：髄核《ずいかく》タイプ」「②構造：関節タイプ」「③末梢《まっしょう》タイプ」**の3つです。構造とは、本書では背骨や関節といった体の基幹となる構造部を、末梢とは下肢の筋肉や神経を指します。

実は、一口に「下肢のしびれや痛みがある」と言っても、どのタイプに当てはまるかによって症状の現れ方・出現場所が異なります。そのチェックは2章で行いますので、ここではそれぞれの組織がどのような症状を発するのか、なぜ症状を発するのかを簡単に説明していきます。

難しい話に感じるかもしれませんが、ただケアを行うよりも原因を理解したうえでケアを行う方が、より効果が高まります。できる限りやさしい言葉で説明していきますので、一緒に見ていきましょう！

3つの症状タイプ

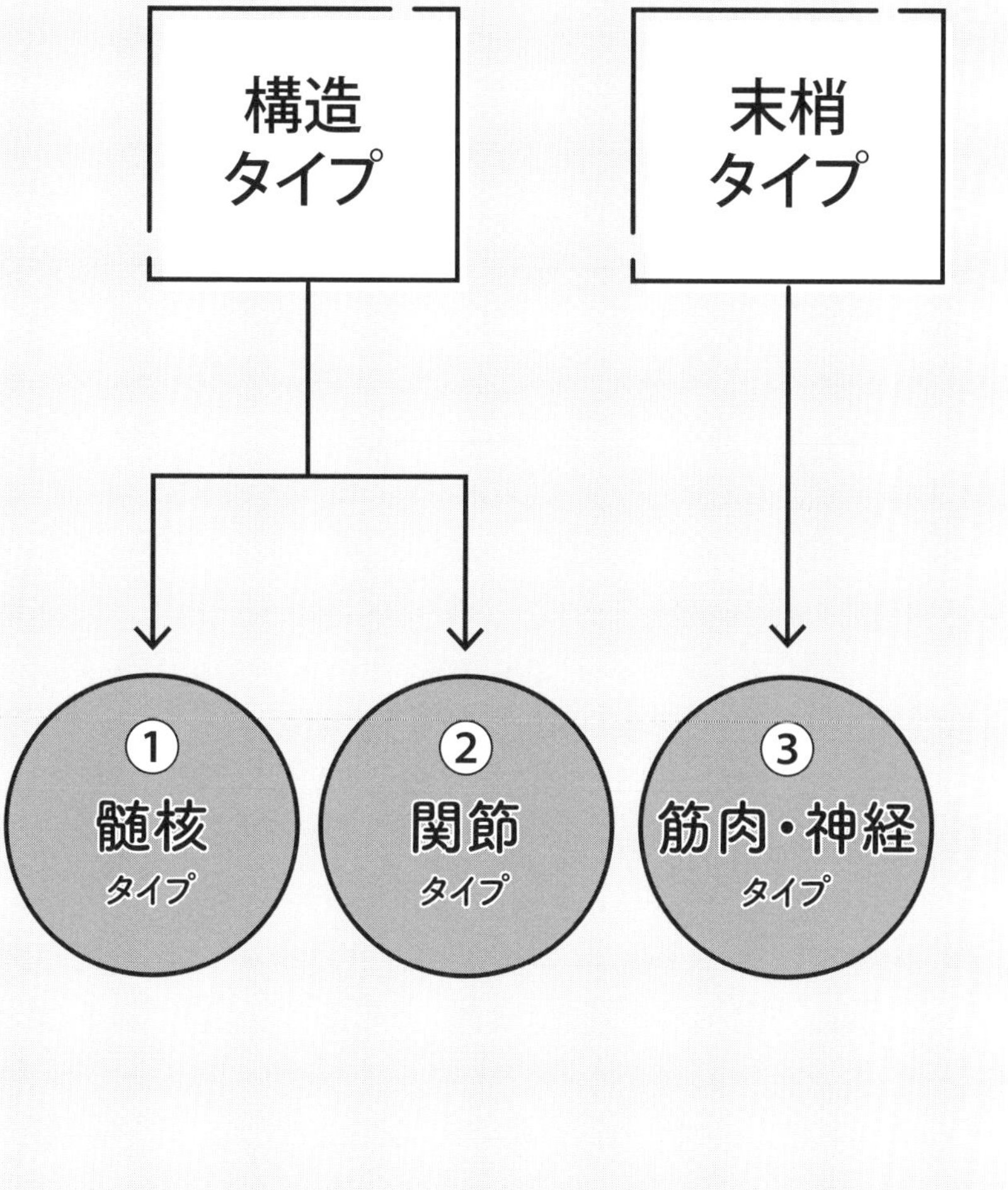

①構造：髄核タイプ

場所　背骨の内部

痛みの出方　お尻から足先へ走るように

「下肢のしびれ・痛み」が出る1つの原因に、この髄核が飛び出してしまい神経や痛みを感じるセンサーに触れることで起こる状態があります。

私たちの背骨と背骨の間には「椎間板」と呼ばれる衝撃吸収作用のあるゼリー状のクッションがあります。この椎間板があるおかげでジャンプしたり腰を急に曲げたり反ったりする時に腰やその周囲の組織にかかる負担を軽減してくれます。髄核は、このゼリー状の椎間板の中心部にある核を指します。

しかし過度の衝撃や加齢、悪い姿勢が続くことで髄核が椎間板からはみ出してしまい、背骨後方にある神経の束＝脊髄に触れることで、しびれや痛みが誘発されます。よく耳にする椎間板ヘルニアは、この**髄核が繊維輪《せんいりん》より外にはみ出したり、悪い位置に移動することで神経に触り「下肢のしびれ・痛み」を引き起こしています。**

髄核の動きの特徴として、腰を前屈みにすると背中方向に移動します。反対に腰を反ると、髄核（椎間板）はお腹方向に移動します。

猫背などの丸みを帯びた姿勢（前屈姿勢）や反り腰のような反った姿勢（後屈姿勢）

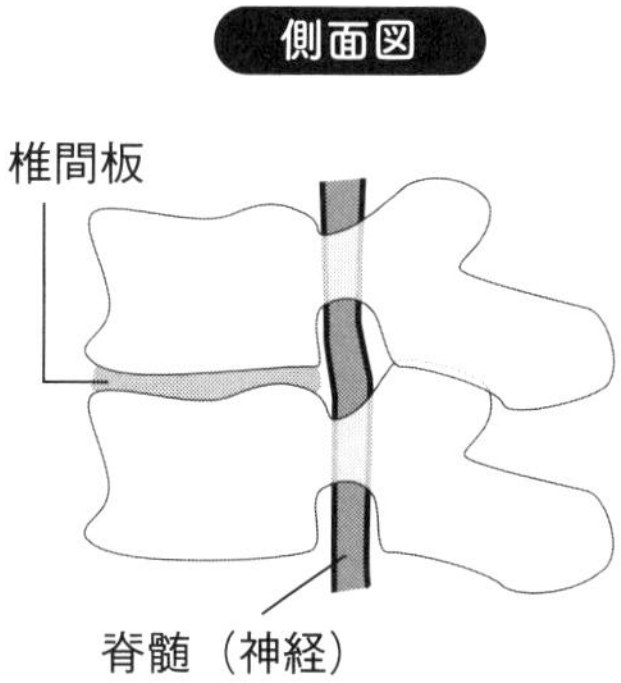
側面図
椎間板
脊髄（神経）

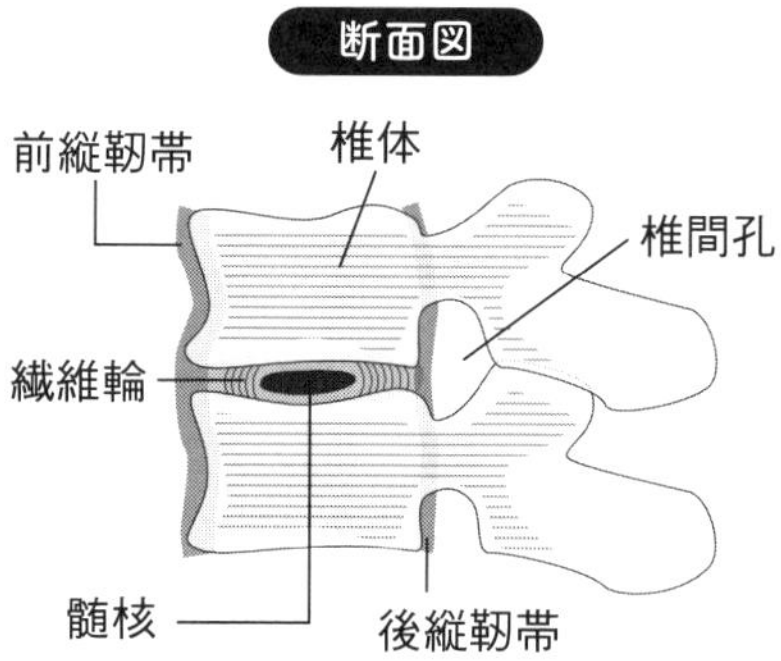
断面図
前縦靭帯
椎体
椎間孔
繊維輪
髄核
後縦靭帯

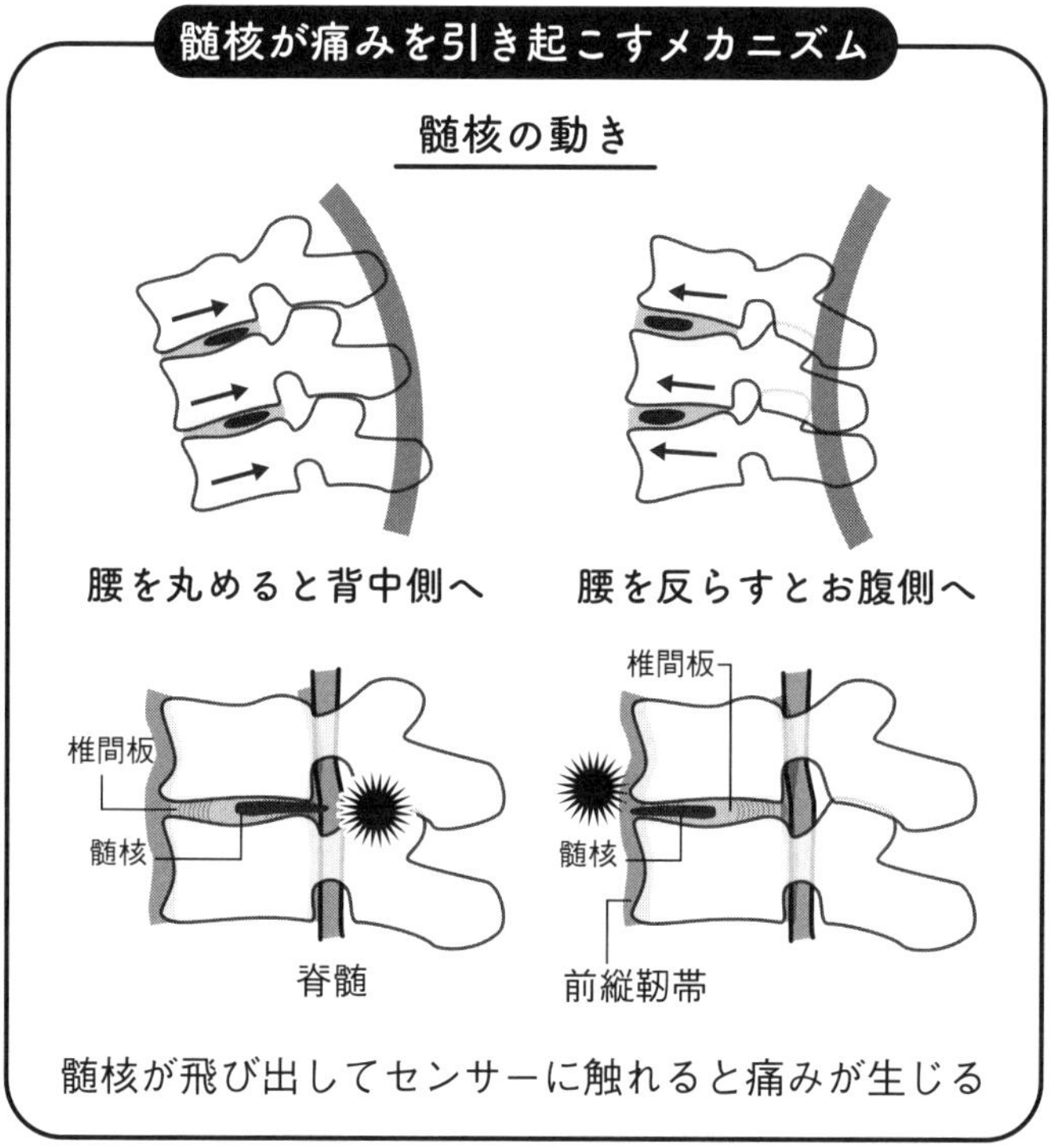
髄核が痛みを引き起こすメカニズム
髄核の動き
腰を丸めると背中側へ
腰を反らすとお腹側へ
椎間板
髄核
脊髄
椎間板
髄核
前縦靭帯
髄核が飛び出してセンサーに触れると痛みが生じる

を取ることで椎間板の中の髄核も移動し、しびれや痛みを感じる受容器（センサー）に触れることで症状として現れます。強い外力が腰に加わった場合にも痛みに繫がります。

つまり、髄核タイプの場合は体を前屈みにする／腰を反らすといった姿勢の変化に伴って、症状が現れたり消えたりすることが特徴です。

この髄核が原因となって現れやすい症状は、**お尻から足先にかけての走るようなしびれ・痛み**となります。これは左ページの図のように、お尻のみ・太ももの裏のみではなく、「お尻から足先付近まで繫がって」出ることが特徴です。

チェックテストでは、姿勢を変えると髄核が移動するという原理を利用して、**腰を丸めたり、反ったり、横に動かすことで「下肢のしびれ・痛み」がどう変化するか**を見ていきます。

髄核タイプのしびれ・痛みの現れ方

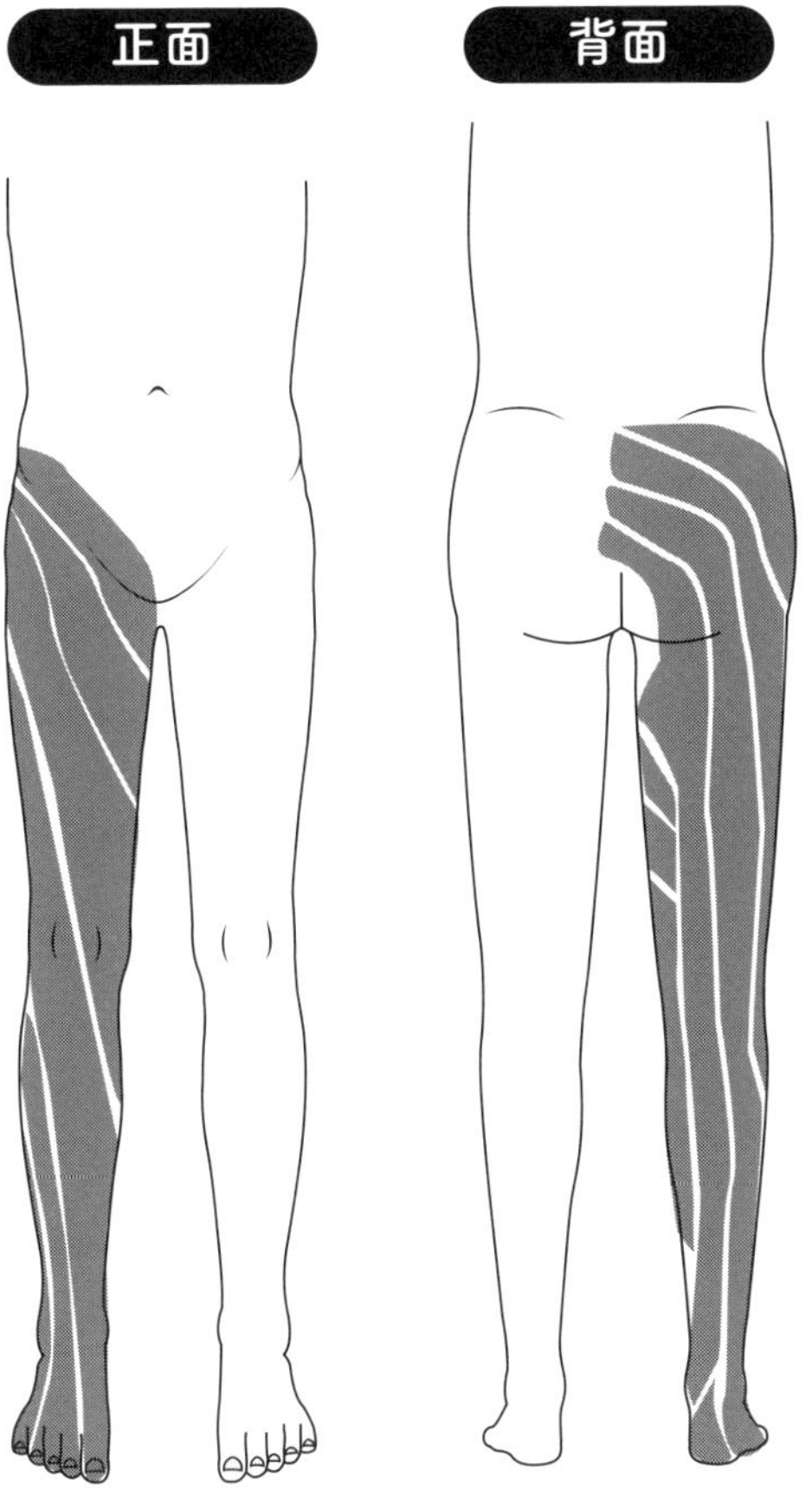

お尻から足先にかけて
走るように症状が出現する

②構造：関節タイプ

場所　「椎間関節」と「仙腸関節」

痛みの出方　ワンフィンガーの痛み

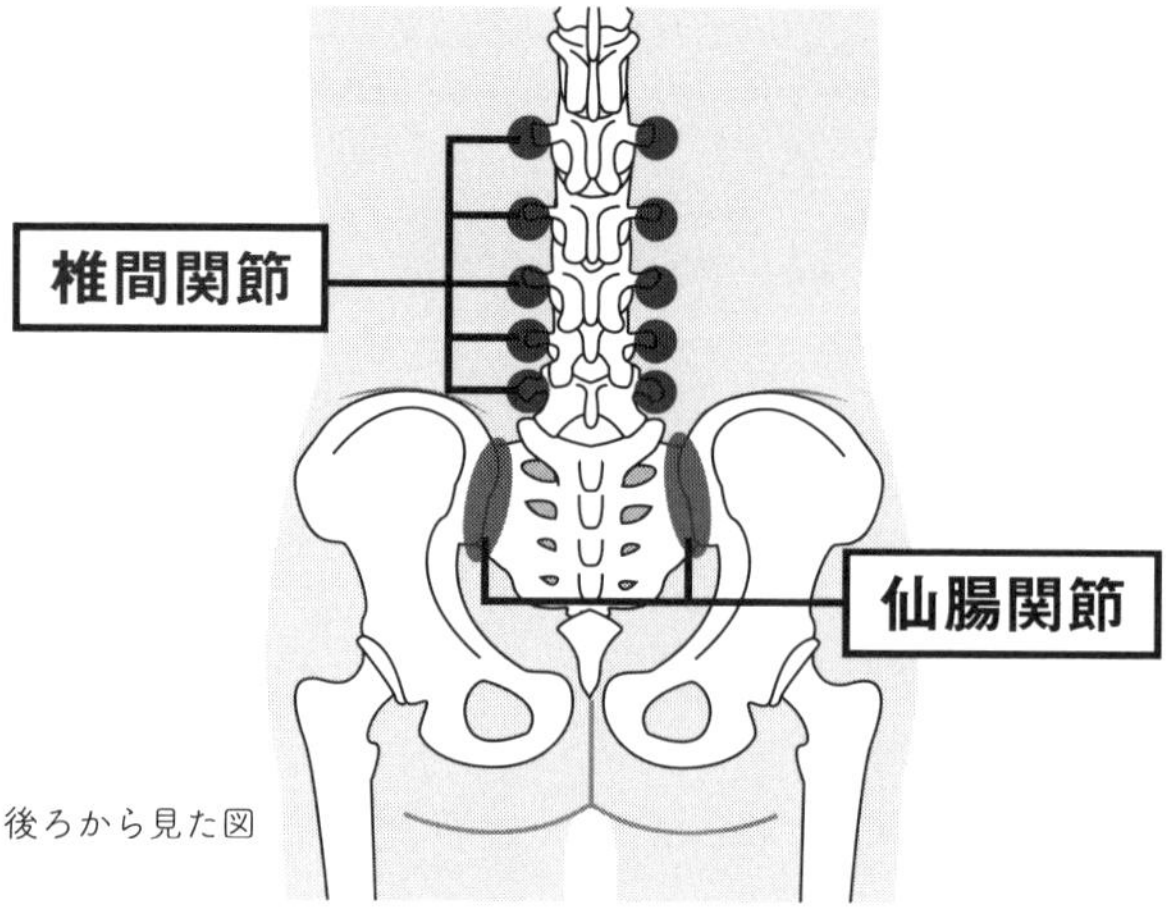

後ろから見た図

関節タイプで見るべき場所は2つあります。それが**「椎間関節」**と**「仙腸関節」**です。背骨～骨盤付近にある関節で、違う場所に分布していますが、症状の現れ方には共通するものがあります。

それが、「ピンポイントで関節のある部分が痛む」「下肢に特徴的なしびれ・痛みが現れる」ということです。１本の指で指し示すことができるので、私は**「ワンフィンガー」**という表現を使っています。

それでは、ワンフィンガーで表せるそれぞれの関節がどこにあるのか、どういった構造なのかを次のページから見ていきましょう。

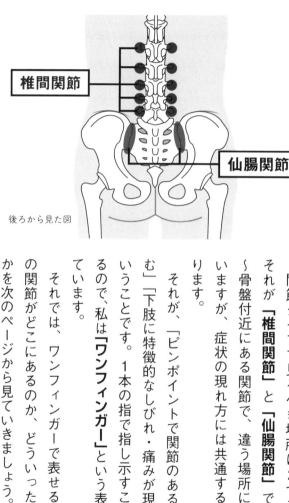

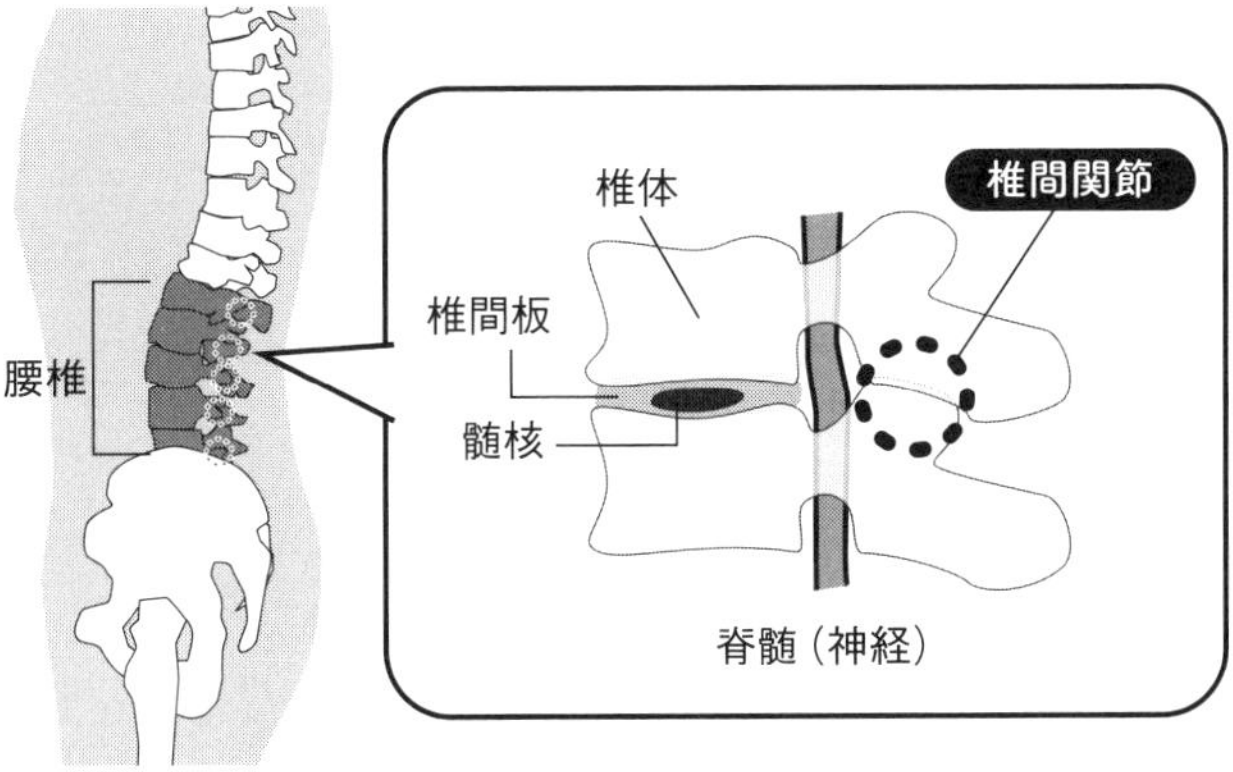

椎間関節

椎間関節は、積み木のように連なる背骨（椎骨《ついこつ》）のうち、上下に重なって連結している一部分を指します。関節という名の通り、椎骨と椎骨を繋ぎとめている部分です。

この椎間関節には症状に繋がるセンサーが豊富に点在しており、**主に腰を反った時や、体をひねりながら腰を反った時など、複合した動きで症状が出る**ことが多いです。

症状の現れ方の特徴は2つあります。1つは椎間関節部分に一点で痛みが出現すること、そしてもう1つは「関連痛」として現れる下肢のしびれ・痛みです。

次のページの図を見てください。椎間関節が原因となる下肢の症状は、太ももの裏、太ももの外側、ふくらはぎの外側というように下肢の特定の箇所に出現、またはそれらが複合して現れます。髄核タイプとは症状の出方が異なることがわかるでしょうか。

椎間関節に出るワンフィンガーの痛み＋下肢症状が見られて、特定の動作をすればその症状が改善するようであれば、あなたの下肢のしびれ・痛みは椎間関節性の症状である可能性が高いです。

椎間関節タイプのしびれ・痛みの現れ方

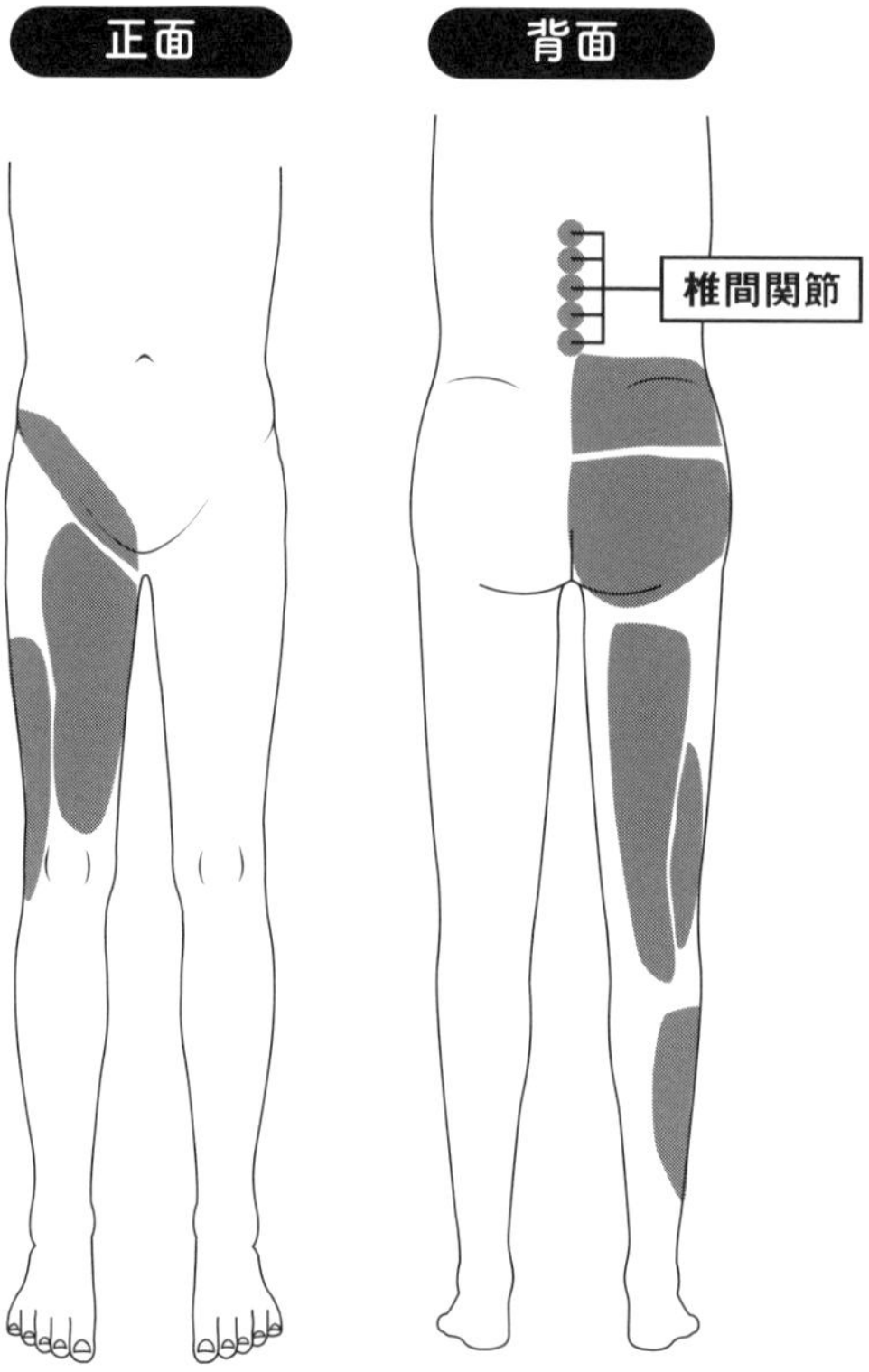

椎間関節のワンフィンガーの痛みに加え、
もものの外側、裏側、前側および
ふくらはぎの外側、裏側といった
特定の箇所にも出現する

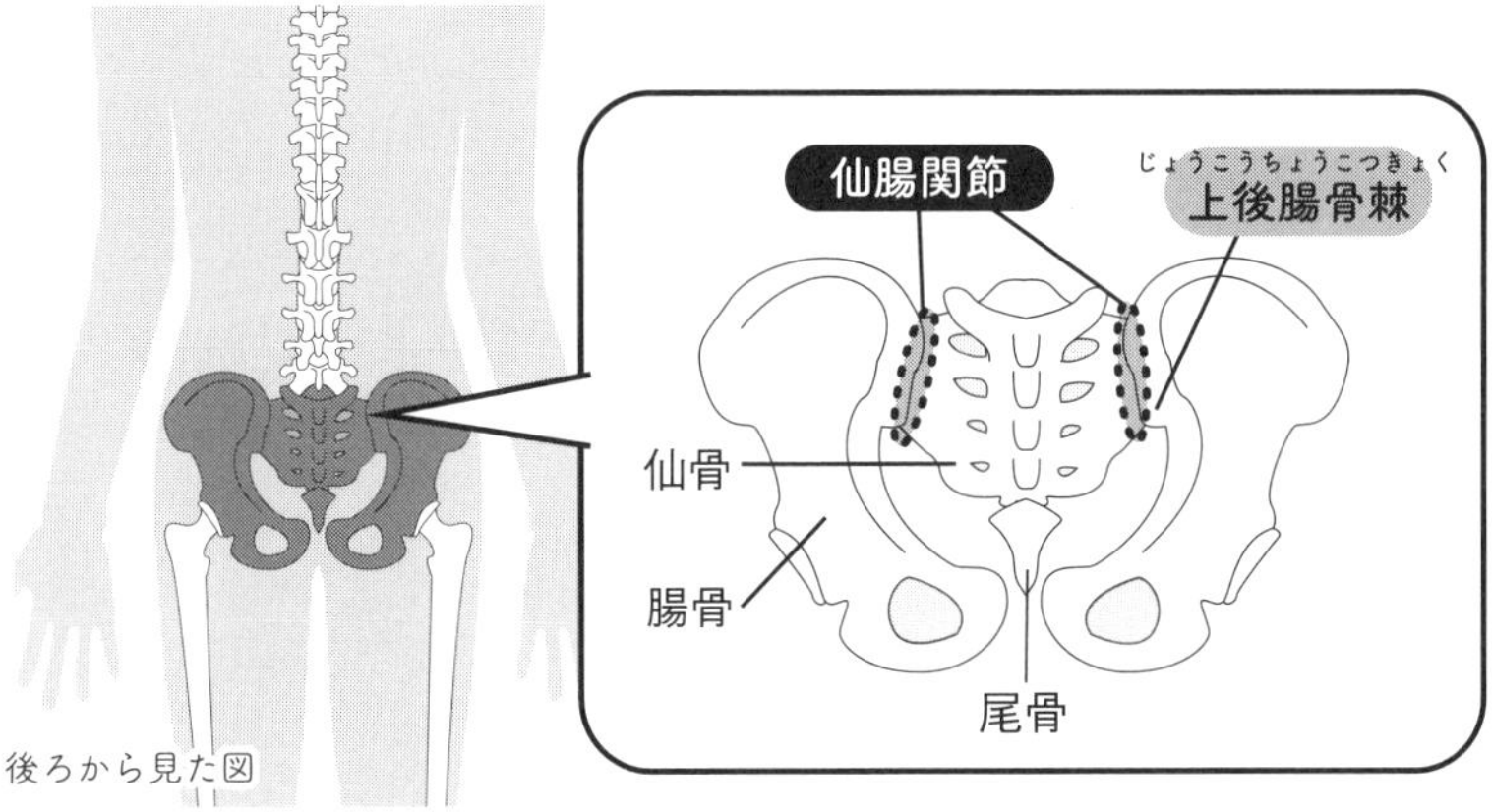
仙腸関節
上後腸骨棘《じょうこうちょうこつきょく》
仙骨
腸骨
尾骨
後ろから見た図

仙腸関節

仙腸関節は骨盤を構成する関節の1つです。骨盤は中心にある1つの仙骨と、左右にある2つの腸骨で構成されます。仙骨と腸骨を繋ぐのが、仙腸関節です。

この仙腸関節で重要になる部分が**上後腸骨棘**《じょうこうちょうこつきょく》（PSIS）と呼ばれる場所です。文字通り、体の背面の、腸骨の上の方にあたる棘状の出っ張った骨ということですね。場所が少しわかりにくいのですが、腰に手を当てて下にずらしていくと、お尻にさしかかる手前に骨がやや盛り上がっている箇所が感じられるかと思います。この部分が上後腸骨棘です。

仙腸関節での症状の特徴はこの上後腸骨棘にピンポイントで痛みが出ていることに加え、**「下肢のしびれ・痛み」がまばらに出現**します。

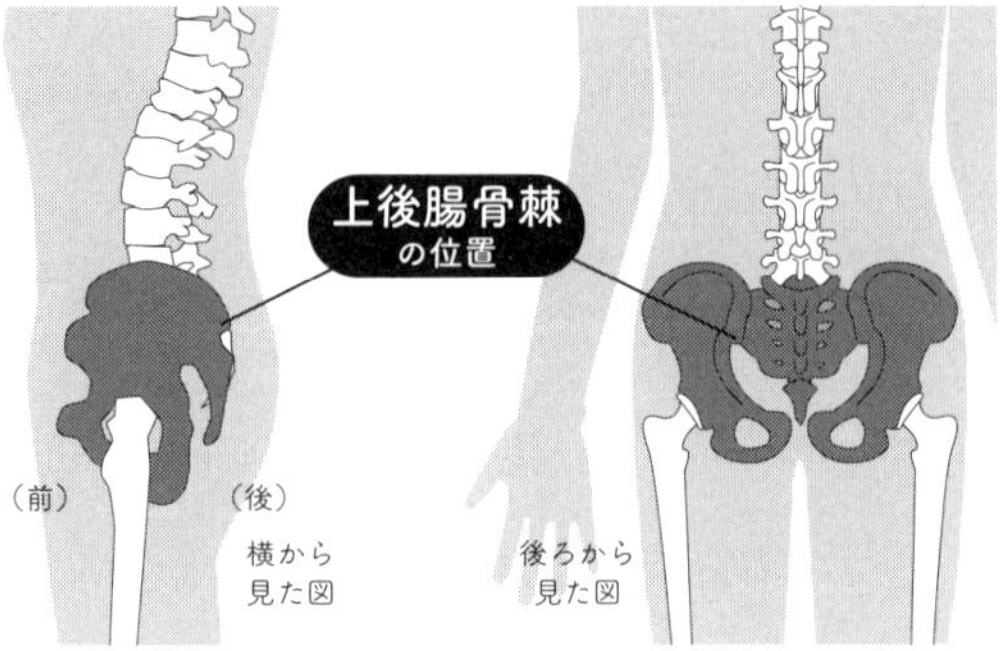

次のページの図をご覧いただくと、ふくらはぎの内側やくるぶし近辺、足先、太もも裏の内側の一部など、不思議な分布になっています。

上後腸骨棘の周囲には症状に繋がる受容器が多く点在しているため、姿勢が悪かったり、筋肉や筋膜が硬くなったりという仙腸関節の何かしらの問題が生じると、この関連痛が出現し坐骨神経痛のような「しびれ・痛み」になるのです。

仙腸関節の問題もご自身で腰を動かしてみることでどのように症状が変化するかで鑑別していきます。

仙腸関節タイプの
しびれ・痛みの現れ方

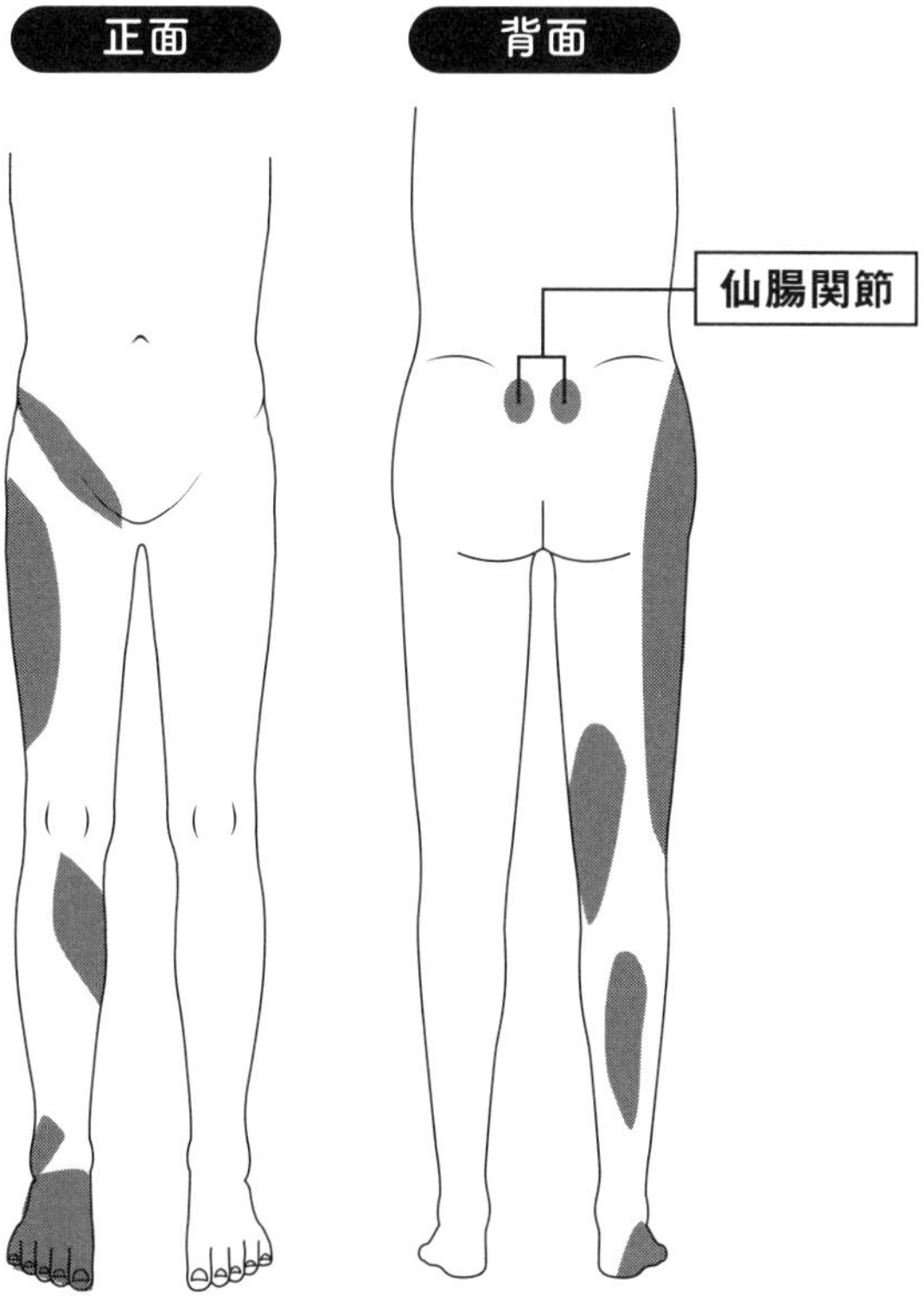

仙腸関節のワンフィンガーの痛みに加え、
鼠径部、ももの外側、
ふくらはぎ内側から膝にかけて、
くるぶし、足の甲、もも裏内側、
ふくらはぎ裏といった特定の箇所に出現する

③末梢タイプ（筋肉・神経）

場所　**下肢の神経・神経周辺の筋肉**

痛みの出方　**ワンポイントの痛み**

末梢タイプは、文字通り体の末梢に原因があり、そこへ直接アプローチすることになります。ここでの「末梢」とは腰より下のお尻～太もも～ふくらはぎ～足首にかけてを指し、**「筋肉」と「神経」へのアプローチ**を行います。

下肢のしびれ・痛みに対して、ここまで見てきた「構造タイプ」では腰の中心に対してアプローチを行いますが、その方法で症状に変化・改善が見られなければ、末梢へのアプローチが有効になります。

筋肉

筋肉の中には神経や血管、筋膜といった多くの組織が含まれていますが、特に「筋繊維」という筋肉を構成する細長い組織に注目します。

この筋繊維が硬くなると、**「硬結《こうけつ》」**と呼ばれるコリのような塊がその部位に出来上が

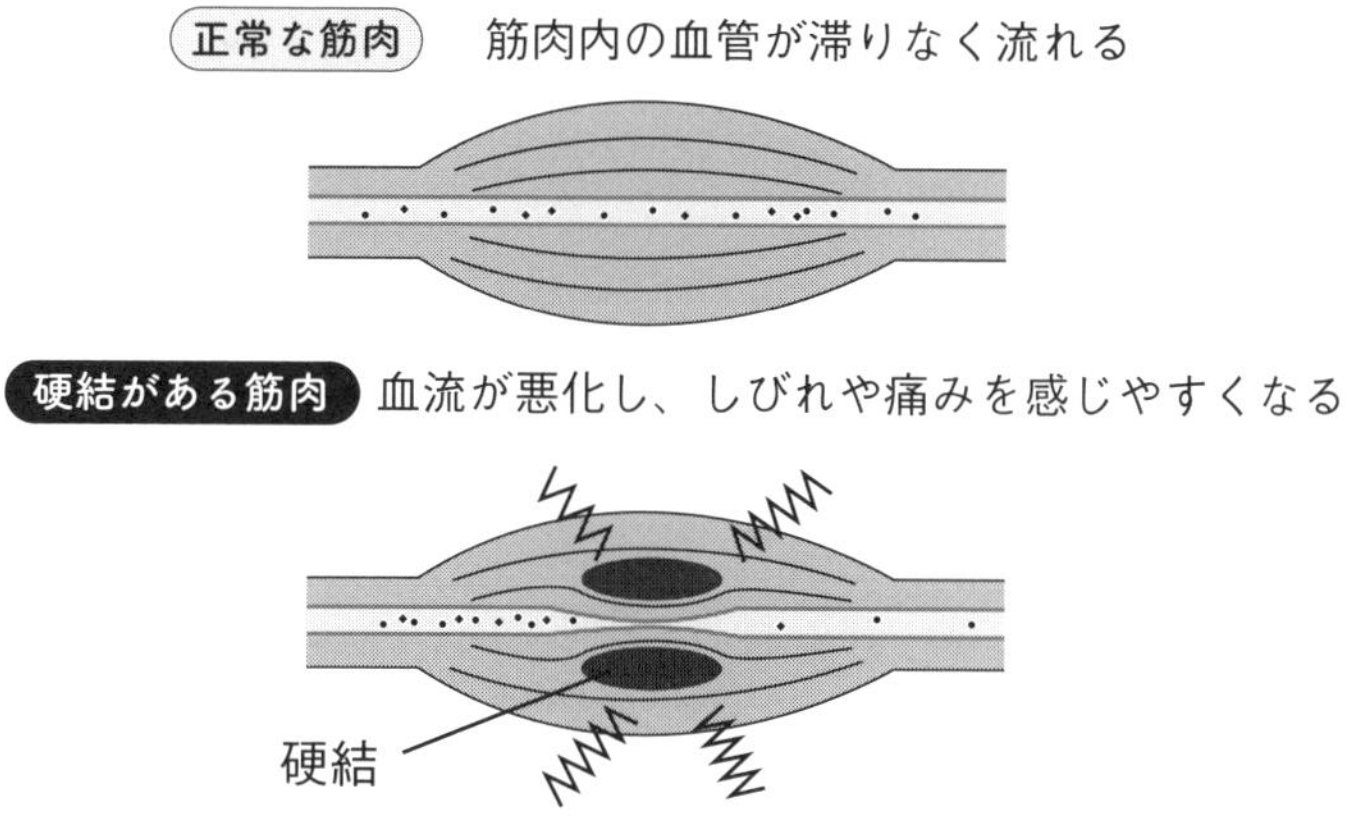
正常な筋肉
筋肉内の血管が滞りなく流れる
硬結がある筋肉
血流が悪化し、しびれや痛みを感じやすくなる
硬結

り、周囲を通る血管を圧迫して血流を悪化させます。血流が悪くなると、細胞や筋繊維に栄養を運んだり、老廃物を運び出したりする働きも鈍くなります。

さらに、このコリの塊による循環障害が生じると**しびれや痛みを感じるセンサーが過敏となり**、コリの塊やその周囲に坐骨神経痛のようなしびれや痛みが現れます。

筋肉の硬結による症状の特徴としては、塊を的確にマッサージしたり強く押したりすると繋がりのある足先まで一時的にジンジン、ビリビリしたようなやや強めの症状が現れます。コリが柔らかくなっていくと症状は軽減していきます。

神経

神経は脊髄を出発地点として、途中で枝分かれをしながら足先の末端にかけ伸びていきます。レントゲンやＭＲＩで出発地点である脊髄に問題がなくても、**末梢へ向かう神経の通り道で何かしらの問題が起きると痛み、しびれとして症状が出現します。**

末梢の神経による原因はいくつかあり、先ほどの筋肉の硬結状態もその１つです。硬結により筋肉の中を走行する神経も圧迫され、締め付けられることで症状が出現します。

神経の走り方

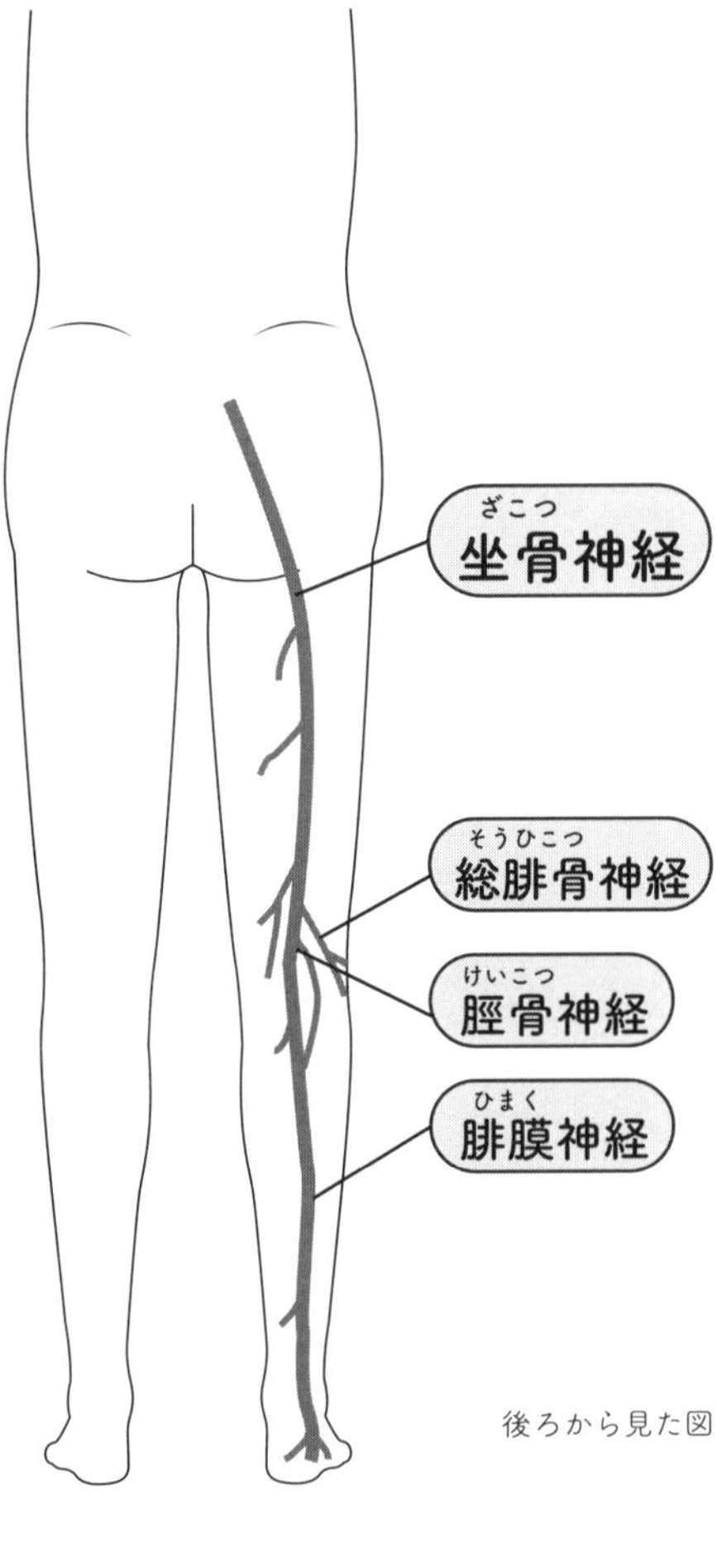

後ろから見た図

ここまで紹介した原因タイプを見て、いかがでしょうか。チェックテストをする前から「私に当てはまる痛みだ！」とピンと来た方もいらっしゃるかもしれません。

なぜ症状の原因について細かく説明をしてきたかというと、どのタイプでも言えることですが、治療において一番重点を置くポイントは問診だからです。

「なぜその症状が引き起こされたのか？」「原因はどこにあるのか？」をあらかじめ問診から細かく推測することで見立てをつけます。その見立てに沿って治療を行い、「効果が出るか、出ないか」の判定を繰り返しながら経過を追って観察します。**この手順を踏むことで、症状の改善に繋がる最適な治療の方向性が決定していきます**。

その手順を、できる限り皆さんにも踏んでいただきたいと考えて、ページを割いて原因についてご説明してきました。

しびれや痛みを引き起こす原因について大まかにご理解いただけたら、2章のチェックテストであなたの原因を探っていきましょう。

注意したい「レッドフラッグ」

この兆候がある方は病院へ～レッドフラッグ～

本書で紹介するチェックとセルフケアを実践する前に、いくつかお伝えしたいことがあります。まずは「レッドフラッグ」についてです。

レッドフラッグとは医療現場においては「見逃してはいけない疾患を示唆する兆候や症状」を指します。先ほど腰痛の85％は原因が分からないとお伝えしましたが、その中の1～5％はこのレッドフラッグに該当する**〝見逃してはいけない腰痛〟**です。

その特徴は次のページにまとめた表の通りです。

腰痛におけるレッドフラッグは、「1つでも当てはまればたちまち危険！」というよりは、この中から複数該当するものがあれば、速やかに医師にその旨を伝えてレッドフラッグの鑑別を行っていただきたいと思います。重篤な疾患が潜んでいる可能性のある腰痛やそれに付随した下肢症状をまずは見逃さないようにしましょう。

レッドフラッグ～この症状があったら要注意！

- □ 発症年齢が20歳未満、または50歳より上
- □ 時間や活動性に関係のない腰痛
（夜間に痛む、楽な姿勢がない、動作と無関係など）
- □ 胸部痛
- □ 癌、ステロイド治療、ＨＩＶ感染の既往
- □ 栄養不良
- □ 体重減少
- □ 広範囲に及ぶ神経症状
- □ 構築性脊柱変形《こうちくせいせきちゅうへんけい》
- □ 発熱

複数該当するものがあれば病院の受診をおすすめします

※『腰痛診療ガイドライン 2019（改訂第２版）』
「重篤な脊椎疾患（腫瘍、感染、骨折など）の合併を疑うべき red flags（危険信号）」より

整形外科領域以外の原因の可能性

「下肢のしびれ・痛み」と一口に言っても、治療の領域が異なる場合があります。

本書で取り扱うのは、あくまでも整形外科領域の範疇についてです。それ以外だと、

・内科由来の症状（糖尿病）
・皮膚由来の症状（ＲＳＤ：反射性交感神経性ジストロフィー）
・脳由来の症状（脳卒中、多発性硬化症など）
・免疫由来の症状（ギランバレー症候群）

などが挙げられ、こちらに該当する場合は本書におけるチェック・セルフケアで改善する見込みは低いと言えるでしょう。これまでに述べてきた通り、「下肢のしびれ・痛み」という症状は様々な原因と要因が考えられるものです。

「自分の症状がどれに当てはまるのか、どの診療科に行けばいいのかわからない」という声をよく耳にしますが「下肢のしびれ・痛み」がある場合、まず整形外科領域での診察を考えます。

しかし、たとえばご自身が医師から糖尿病を指摘されていて経過が著しくないなどの基礎疾患がある場合や、通院して治療している疾患がある場合はかかりつけの内科

や皮膚科などの受診を検討してください。

しびれや痛みといった症状は、体の中で起こっている何かしらの問題を、わかりやすい形で気づかせてくれる大事な生体反応です。まずは病院で診察を受け、精密検査を行い、重篤化に繋がる優先順位の高い問題点がないかの把握を行います。

その上で問題がなければ、本書のような理学療法士が指導する理学療法やピラティス・ヨガなどの運動、心構えといった方法で総合的に症状を改善させる方法が効果的です。

「慢性《まんせい》疼痛《とうつう》」に対する考え方

近年、脳科学の進歩により痛みに対する「脳による考え方のクセ」が注目されています。

脳への痛みの信号が長期間に及んだり、痛み・不安・恐怖を感じている状態が続くと、**神経系の変化により痛みを通常より数倍強く感じたり、普段なら痛いと感じない弱い刺激でも痛いと感じてしまう**信号が脳に送られます。「慢性疼痛」と呼ばれるものです。

慢性疼痛に至る過程として代表的なものは「痛み」→「破局的な思考（痛くてもうダメだなどのネガティブな思考）」→「痛みへの過度な恐怖」→「痛みを極端に避けた

生活」→「廃用症候群、抑うつ、能力低下」→「痛み」……という負のループです。

慢性疼痛における腰痛でまず対応すべきは「心理面」です。軽い腰痛になった患者さんが二人いて、一人は先ほどの負のループにはまった方、もう一人はできる範囲で体を動かして動けることを実感している方だった場合、2人の経過は大きく変わります。前者は症状がこじれて改善しにくくなり、後者は心も体も回復曲線に乗ります。

単なる精神論だと思われるかもしれませんが、**「病気」と「気持ち」の関連は無視できない**のです。

我々理学療法士は、手術を行うことや薬・湿布を処方することはできませんが、姿勢改善や動き方のクセ、姿勢の悪さなど体全体のトータルバランスを見て、それらが影響して生じる下肢症状を改善させます。

時には患者さんの痛みに対する不安を傾聴したり、症状に対する理解と心構えを説いたりと、慢性的な痛みに繋がらないような心理面でのサポートも行います。

本書では、ともすれば複雑になりがちな下肢症状をシンプルにまとめて、読者の皆さんがご自身でも解決できる状態に落とし込みました。

ここで紹介するのは、普段、私が患者さんに対して行う問診と同様の手順です。2

章以降のチェックとセルフケアに取り組んでいただき、ずっと悩んでいた症状を改善させて、健やかで元気な心と体になってもらえればと思います。

読者の皆さんも症状に悩んでつらいことと思いますが、どうか「しびれ・痛みは改善する」「いつからでも体は変えられる」と前向きな気持ちで取り組んで頂ければ幸いです。

2章

しびれ・痛みの原因セルフチェック

セルフチェックを行う前に

ここから、4つのチェックを行い、あなたの下肢のしびれ・痛みの原因を探っていきたいと思います。

チェックは、「腰を丸める」「腰を反らす」「骨盤を横に動かす」「背中をひねった状態で反らす」の4つの動作を行います。この動作を行った時に「下肢にしびれ・痛みなどの症状が現れるか」を見て、判断していきます。

しかし、その前に注意事項があります。1章の最後と重複する内容もありますが、次の項目に当てはまるものがある方は、チェックテストを行わず医師の診察を受けるようにしてください。

・安静にしているときにも痛む
・下肢だけでなく他の範囲も満遍なく痛む
・癌の治療中、ステロイド
・熱を帯びている

・転倒などにより、過去に激しい外傷があった（骨粗しょう症を含む骨折など）

いずれか1つでも当てはまるようでしたら、より深刻な、外科手術も視野に入れた治療が求められる可能性があります。無理に動かすことでより悪化する恐れもありますので、医師の判断を仰ぐようにしてください。

また、ここでのチェックには当てはまらなくとも、実際のチェックテストの動きを行う際に痛みが強く出る場合があります。その際も**チェックテストを中断し、強い痛みが出ないように加減を調節しながら行う**ようにしてください。急な動き、いきなり負荷の強い動きをするのはやめましょう。

それでは、実際のチェックテストを行っていきましょう。

チェック① 腰を丸める

症状が出るかのチェック

足を肩幅に開いて立った状態から、
ゆっくり腰を前に丸めます
痛みが現れたら
そこで止めてOK

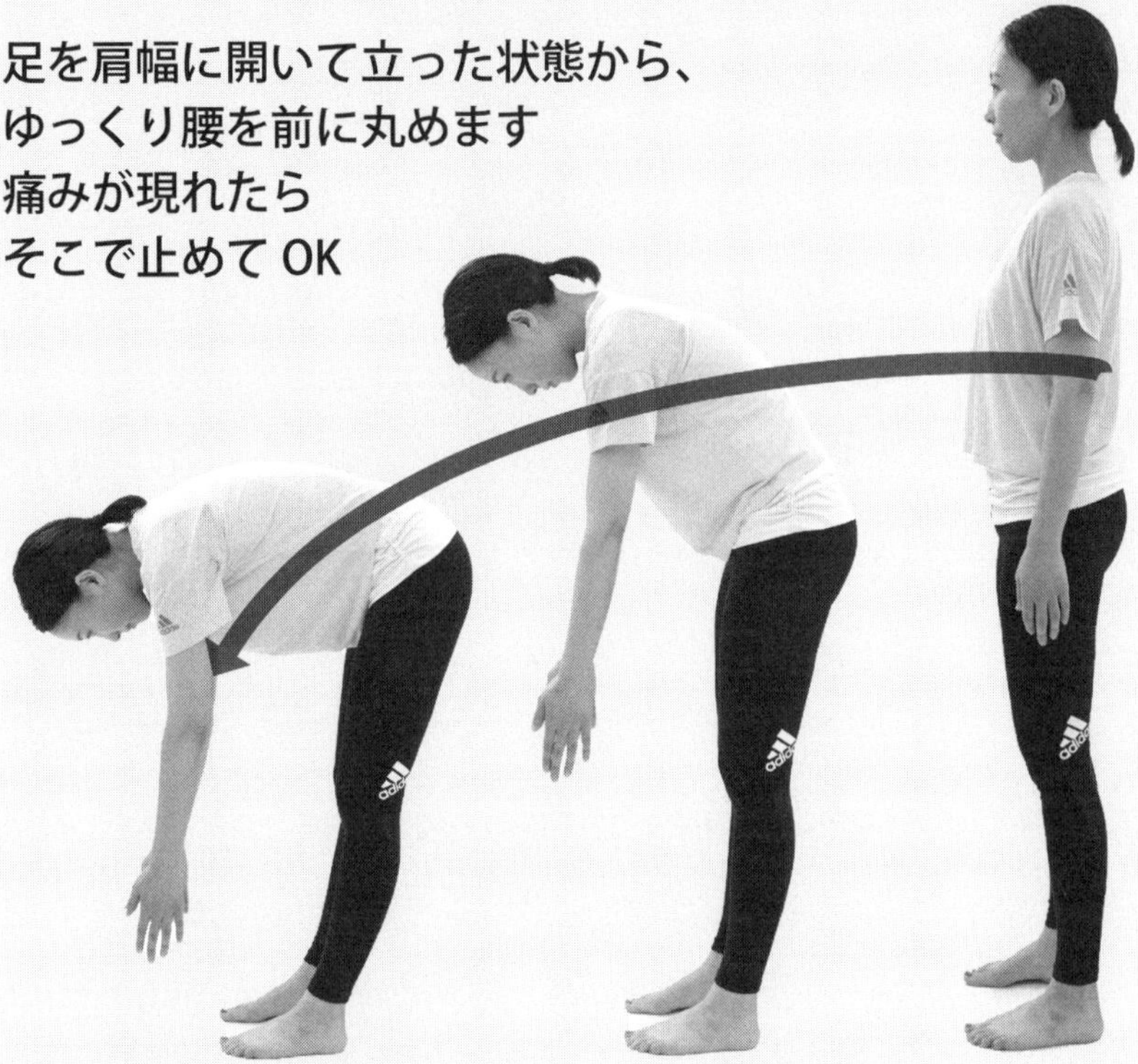

日常のこんな場面でも…

立とうとする瞬間／長時間座って背中が丸まったとき／しゃがもうとした瞬間／顔を洗おうとしたとき　etc...

※痛みが出るのが「朝だけ」「日による」「天気が悪い日だけ」「生理周期に応じて」などの場合は、そのときの痛みの現れ方をチェックしてください。

症状の出方のチェック

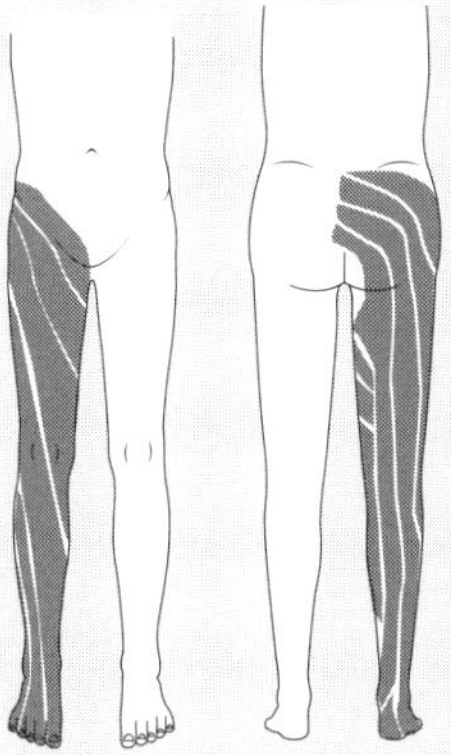

しびれ・痛みが
お尻から下肢へ
走りますか？

↓

髄核タイプ
60、62ページへ

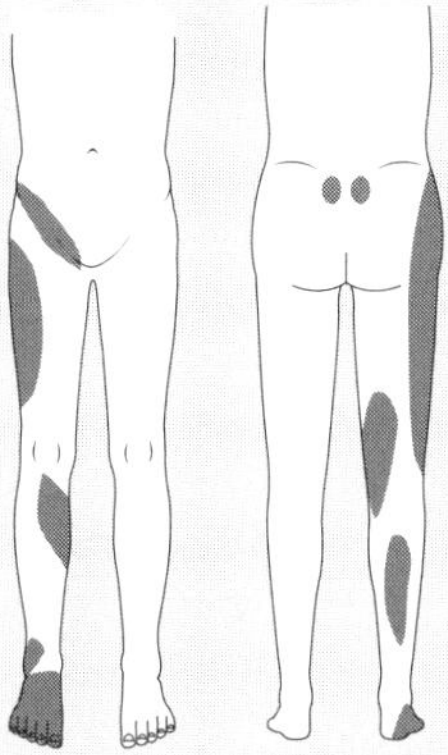

・鼠径部
・もも外側
・もも裏内側
・ふくらはぎ裏
・ふくらはぎの内側から膝にかけて
・くるぶし
・足の甲

しびれ・痛みが下肢に
まばらに／ピンポイントに
現れますか？

↓

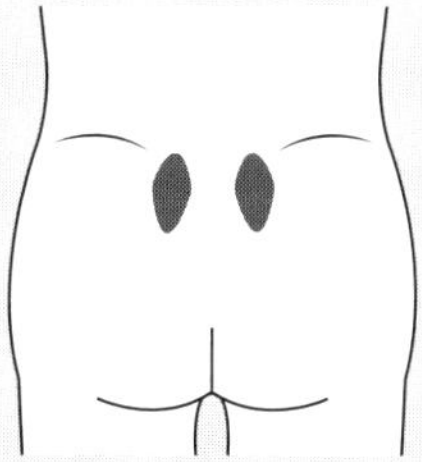

腰骨付近がピンポイントで
痛みますか？

↓

仙腸関節タイプ
78、79ページへ

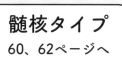

チェック② 腰を反らす

症状が出るかのチェック

足を肩幅に開いて立った状態から、
ゆっくり腰を後ろに反らします

痛みが現れたら
そこで止めてOK

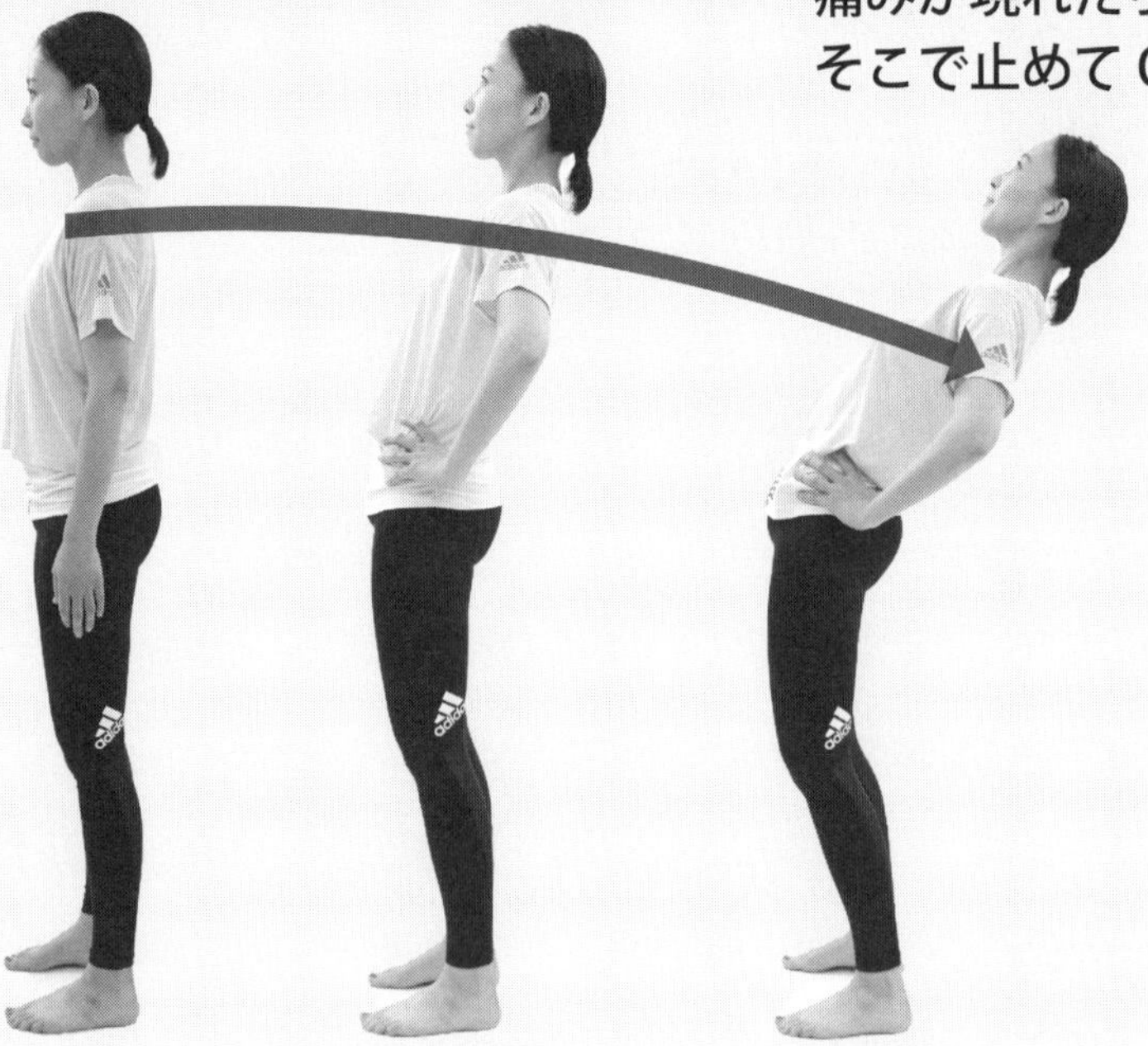

日常のこんな場面でも…

長時間立っていたり、歩いているとき／
立ち上がった後に“のび”をした瞬間／
仰向けで足を伸ばして寝ているとき　etc...

※痛みが出るのが「朝だけ」「日による」「天気が悪い日だけ」「生理周期に応じて」などの場合は、そのときの痛みの現れ方をチェックしてください。

症状の出方のチェック

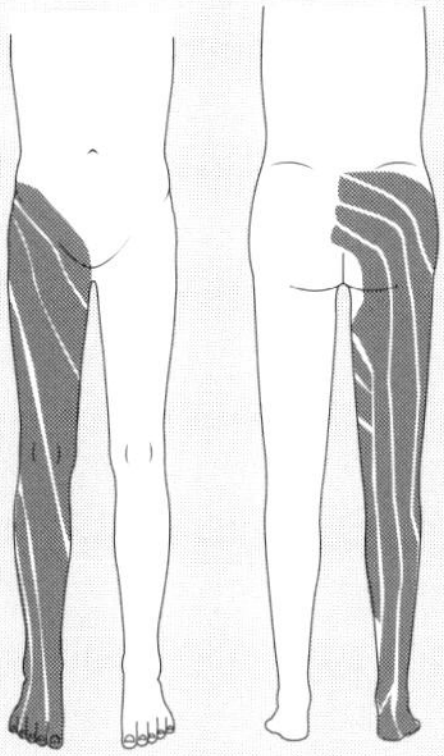

しびれ・痛みが
お尻から下肢へ
走りますか？

↓

髄核タイプ
64、66ページへ

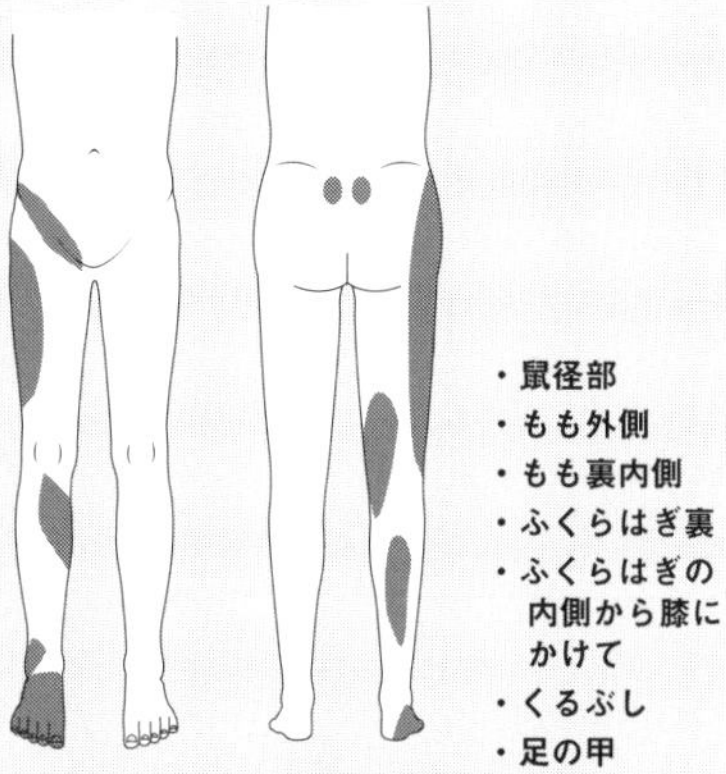

・鼠径部
・もも外側
・もも裏内側
・ふくらはぎ裏
・ふくらはぎの内側から膝にかけて
・くるぶし
・足の甲

しびれ・痛みが下肢に
まばらに／ピンポイントに
現れますか？

↓

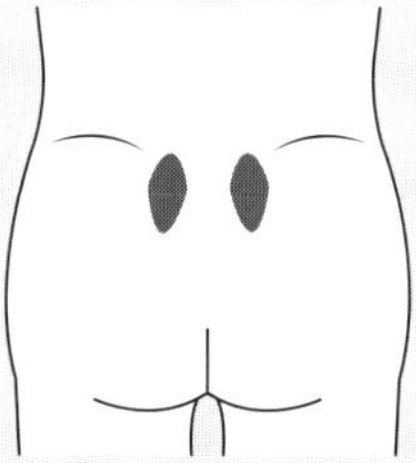

腰骨付近がピンポイントで
痛みますか？

↓

仙腸関節タイプ
80、82ページへ

チェック③　骨盤を横に動かす

症状が出るかのチェック

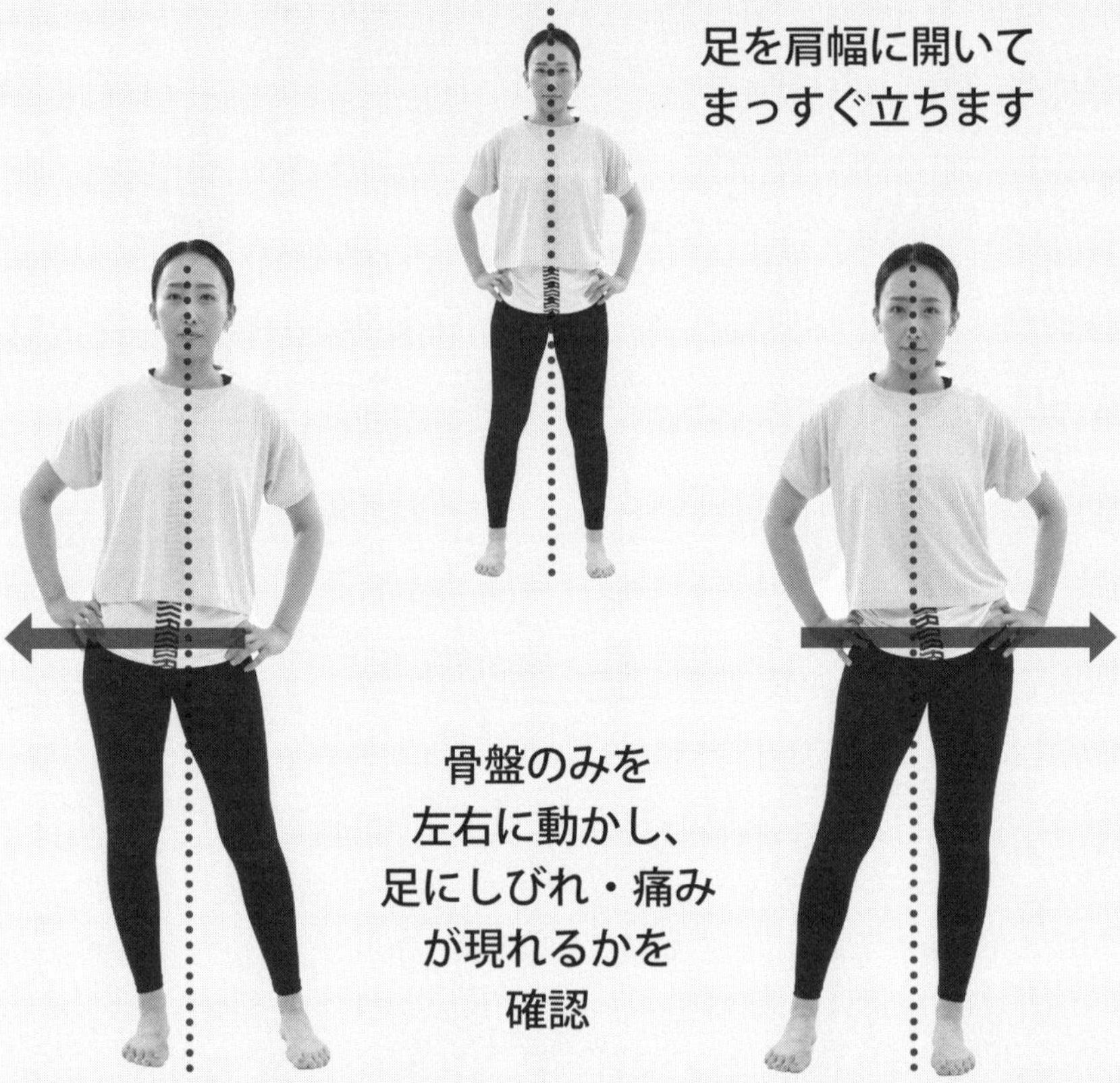
足を肩幅に開いて
まっすぐ立ちます
骨盤のみを
左右に動かし、
足にしびれ・痛み
が現れるかを
確認

日常のこんな場面でも…

片足に体重を乗せたとき／
歩いていて片側のみ痛みを感じる時　etc...

※痛みが出るのが「朝だけ」「日による」「天気が悪い日だけ」「生理周期に応じて」などの場合は、そのときの痛みの現れ方をチェックしてください。

症状の出方のチェック

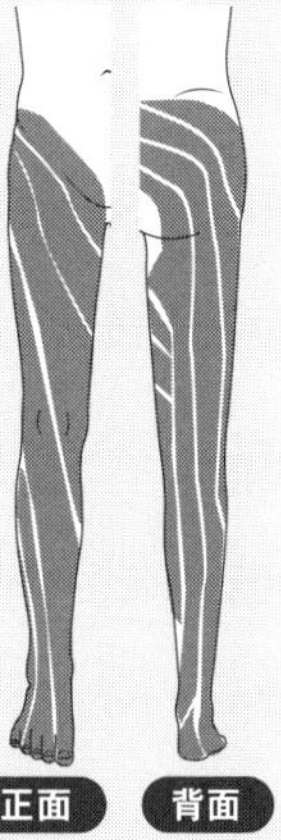
正面
背面

しびれ・痛みが
お尻から下肢へ
走りますか？

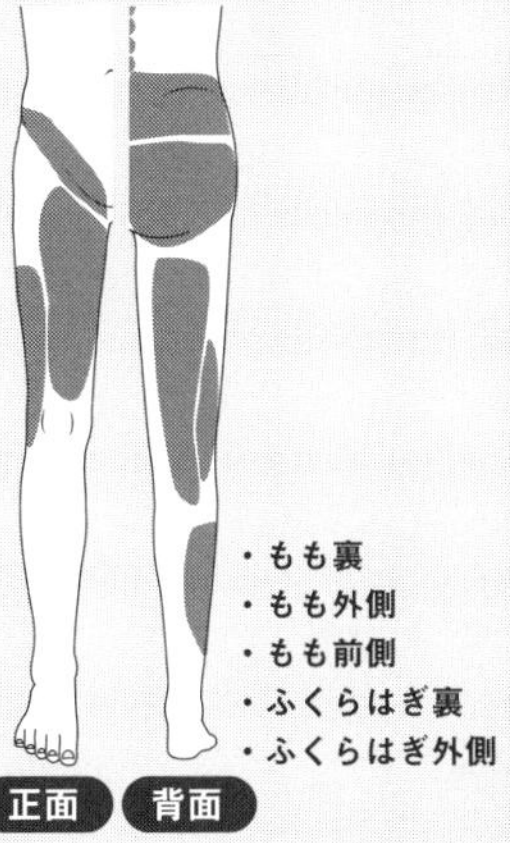
・もも裏
・もも外側
・もも前側
・ふくらはぎ裏
・ふくらはぎ外側
正面
背面

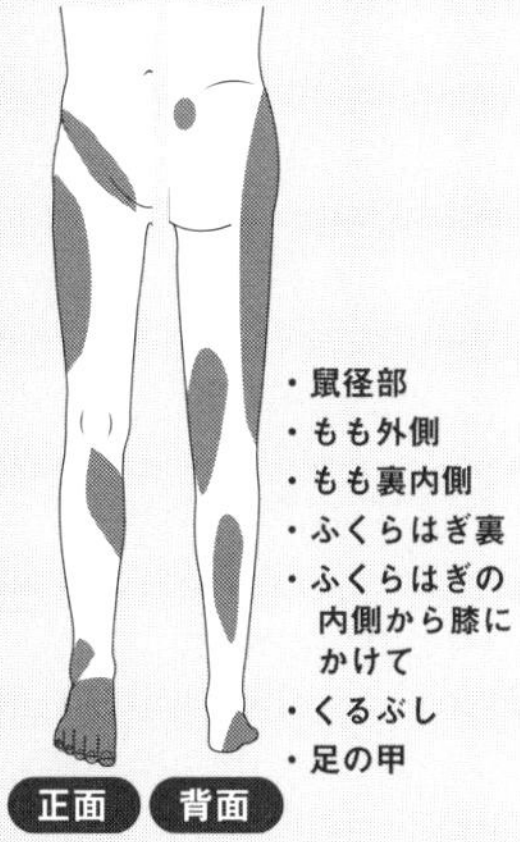
・鼠径部
・もも外側
・もも裏内側
・ふくらはぎ裏
・ふくらはぎの
内側から膝に
かけて
・くるぶし
・足の甲
正面
背面

しびれ・痛みが下肢に
まばらに／ピンポイントに
現れますか？

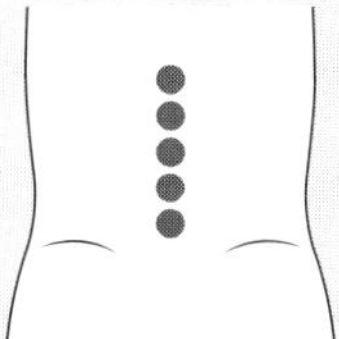

背骨付近が
ピンポイントで
痛みますか？

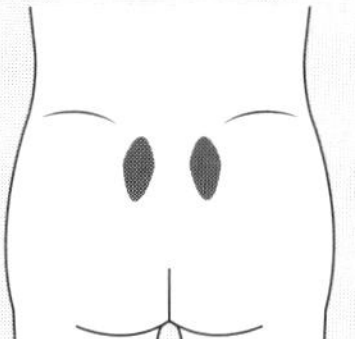

腰骨付近が
ピンポイントで
痛みますか？

髄核
タイプ
68、70ページへ

椎間関節
タイプ
72ページへ

仙腸関節
タイプ
84、85ページへ

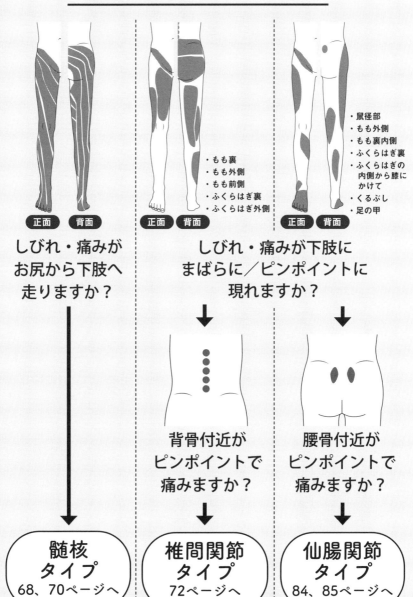

チェック④ ひねって反らす

症状が出るかのチェック

手を胸の前でクロスして、上体のみを
斜め 45 度にひねったまま腰を反らします

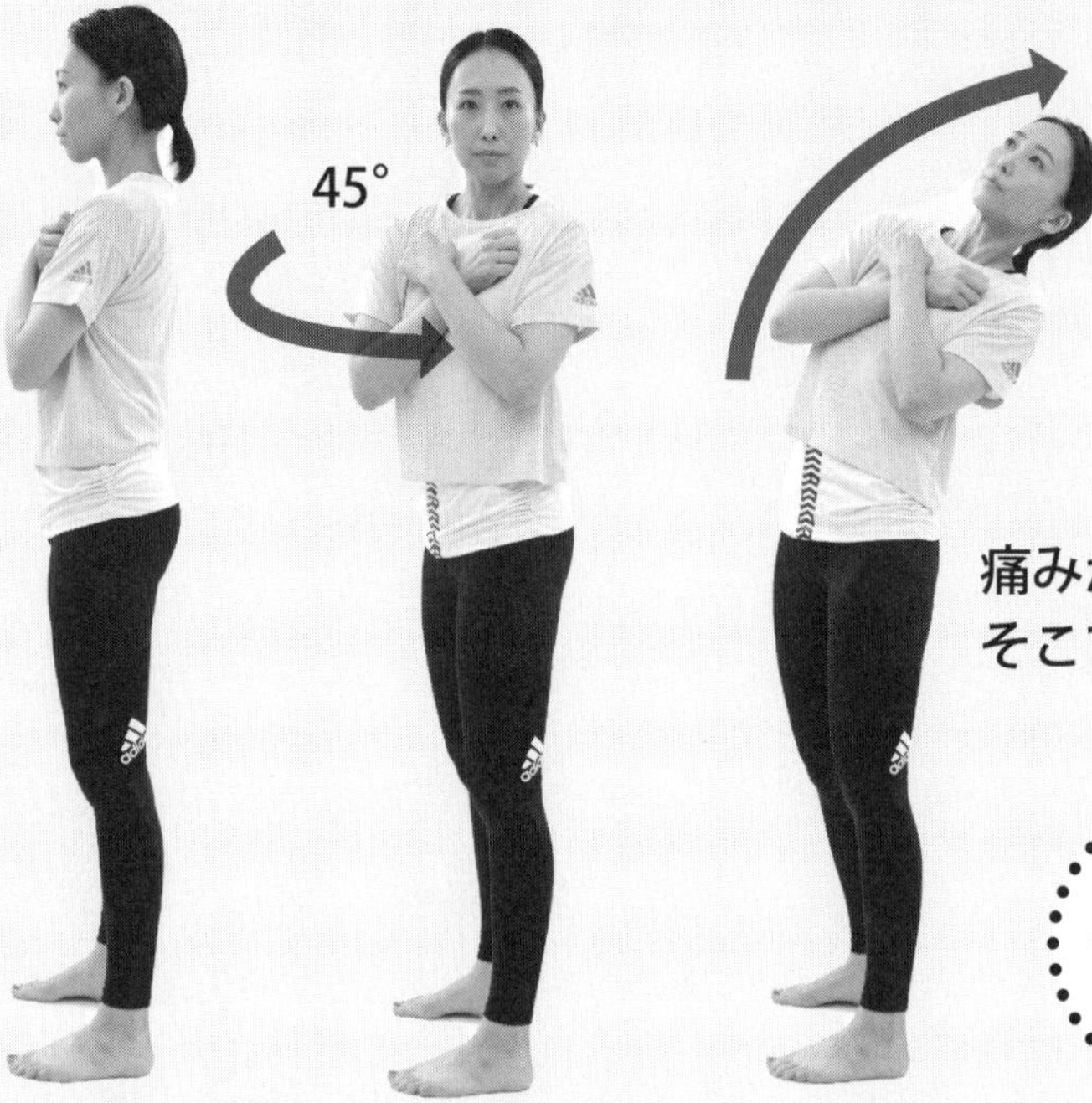

痛みが現れたら
そこで止めて OK

左右
それぞれ
行う

日常のこんな場面でも…

ゴルフのスイング、バレーのアタック、水泳のクロールなどの
上半身をひねる動作をしたとき　etc...

※痛みが出るのが「朝だけ」「日による」「天気が悪い日だけ」「生理周期に応じて」
などの場合は、そのときの痛みの現れ方をチェックしてください。

症状の出方のチェック

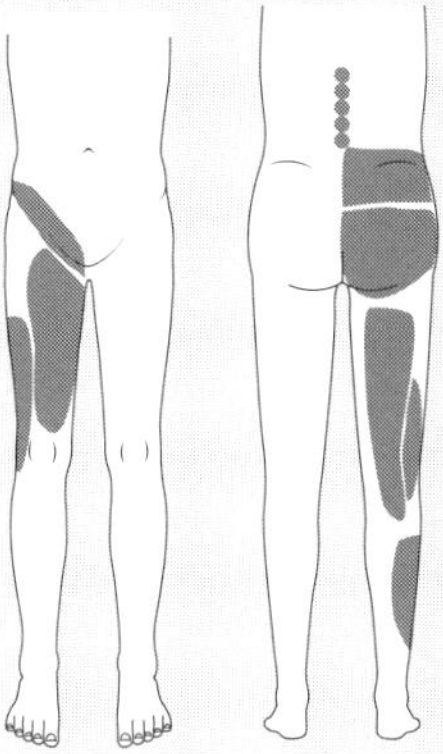

・もも裏
・もも外側
・もも前側
・ふくらはぎ裏
・ふくらはぎ外側

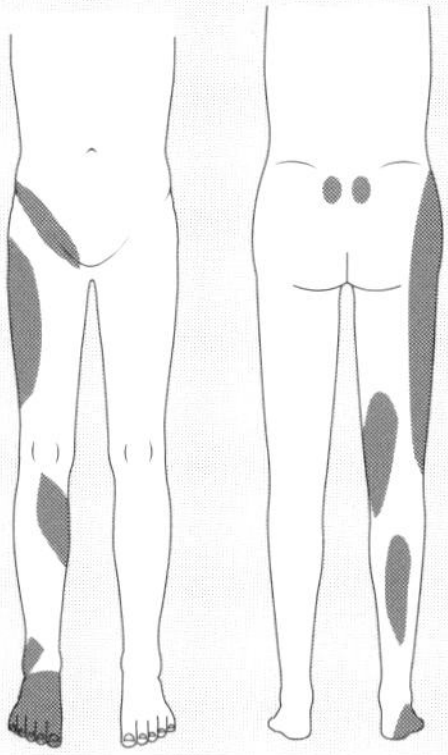

・鼠径部
・もも外側
・もも裏内側
・ふくらはぎ裏
・ふくらはぎの内側から膝にかけて
・くるぶし
・足の甲

しびれ・痛みが下肢に
まばらに／ピンポイントに現れますか？

↓（まばらに）

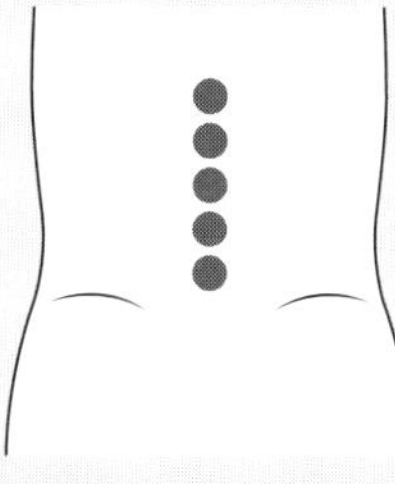

背骨付近がピンポイントで
痛みますか？

↓

椎間関節タイプ
74、76ページへ

↓（ピンポイントに）

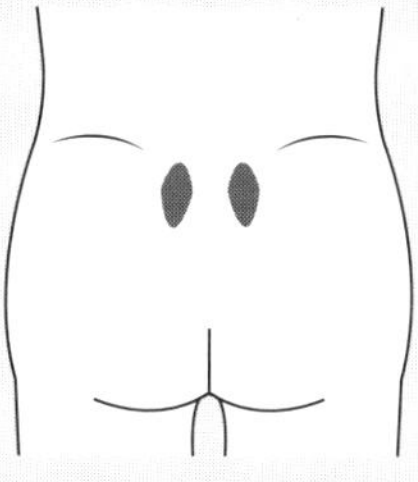

腰骨付近がピンポイントで
痛みますか？

↓

仙腸関節タイプ
86、87ページへ

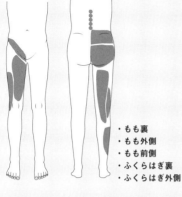

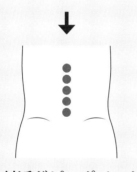

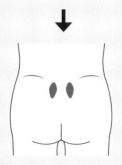

いずれも該当しない場合：末梢タイプ

いかがでしたか？

チェックの動作を行い、お尻から下肢にかけて走るように症状が現れた方は「髄核タイプ」であると考えられます。

また、症状が下肢にまばらに現れた方で、腰の付近にワンフィンガーで示すことのできる痛みがあった方は、「椎間関節タイプ」「仙腸関節タイプ」に分類されたことと思います。

しかし、**今回のチェックでいずれにも該当しなかった方**がいらっしゃるでしょう。その方は、**「末梢タイプ」**である可能性が高いと考えられます。

今までのチェックテストは、いずれも腰を中心とした動きでした。このチェックで引っかかる場合は腰周辺の構造に原因があるのですが、そうでなければ**下肢そのものにしびれや痛みの原因がある**と考えるのが自然です。

神経の伝達は、中枢から末端にかけて届けられます。中枢に原因があれば末端にも症状が現れますが、中枢に問題がなくても末端に行く途中で問題が発生すれば、下肢に症状が現れることとなります。

川の流れにたとえるとわかりやすいかもしれません。川下の方で汚れた水が流れていることに気づいたら、その原因がどこにあるのか、上流へ遡って確認しますよね。川の出発点からすでに汚れる原因があるのか、そこになければ下流へ降りていきながら探していく……この作業を腰～足先にかけて行うということです。

末梢タイプの方は、痛む部位を直接マッサージしたり、ストレッチすることで症状の改善が見込めます。具体的な方法は４章で紹介していきます。

3章

構造タイプのセルフケア

効果的なセルフケアのために

この章から、下肢の症状を改善するための具体的なセルフケアをご紹介します。紹介するケアは、いずれも簡単なものです。朝起きた時や寝る前に布団の上で、また仕事中に座ってできるもの、テレビを観ながらできるものもあります。**1分程度でできる**ものがほとんどですので、思い出したときにこまめに行うのが効果的です。
また、本書を手に取ってくださった方の症状の程度は、人それぞれだと思います。そこで、**ストレッチには〈弱〉程度のものと〈強〉程度のもの、2種類を用意しています**。まずは〈弱〉から取り組み、慣れてきたり症状が和らいできたら〈強〉に移行すると、正しいステップで改善に向かうことができるでしょう。

注意したいのが、「早く良くなりたいから最初から〈強〉でやりたい」「〈強〉だと少しつらいけど、強い方が効果が高そう」という考えで〈強〉のケアを行ってしまうことです。ご紹介する〈弱〉のケアも、下肢のしびれ・痛みといった症状には十分に効果のあるものを選んでいます。〈強〉のケアは、よりダイナミックな動きを伴います。

原因となる腰周辺のみならず、お尻、太もも、足先、背中、肩、手の先まで、全身を用いた軽めの体操でもあります。

下肢のしびれや痛みに悩んでいた方が、**いきなりダイナミックな動きをすると別の箇所を痛めたり、ケガに繋がる恐れもあります**。慌てず、自分の症状に合ったものから着実に始めていきましょう。

また〈強〉のケアは、人によっては難しく、つらく感じる程度のものとなっています。**ネガティブな気持ちでケアを行うことは、効果的とはいえません**。「病は気から」という言葉がありますが、実はあながち間違いでもないのです。「どうせ良くなりっこない」「何をやってもダメだと思う」「ずっと痛かったんだから今回もきっと治らない」と思い込んでいると、どんな治療をしても症状が改善することは難しいでしょう。

特に今回のテーマである「しびれや痛み」というのは、気持ちに左右される部分が少なくありません。不思議なもので、症状に対する不安な気持ちを吐き出してもらい、以前のような活動的な生活リズムに戻すだけでも症状が軽くなったという方を、これまでに何人も見てきました。「私はこのケアをすることで症状が改善するんだ」という前向きな気持ちでケアを行っていただけると、より効果を実感していただけると考えています。

ストレッチ 弱

うつ伏せ上体反らし

1 うつ伏せになって寝る
手は自然に横に置く

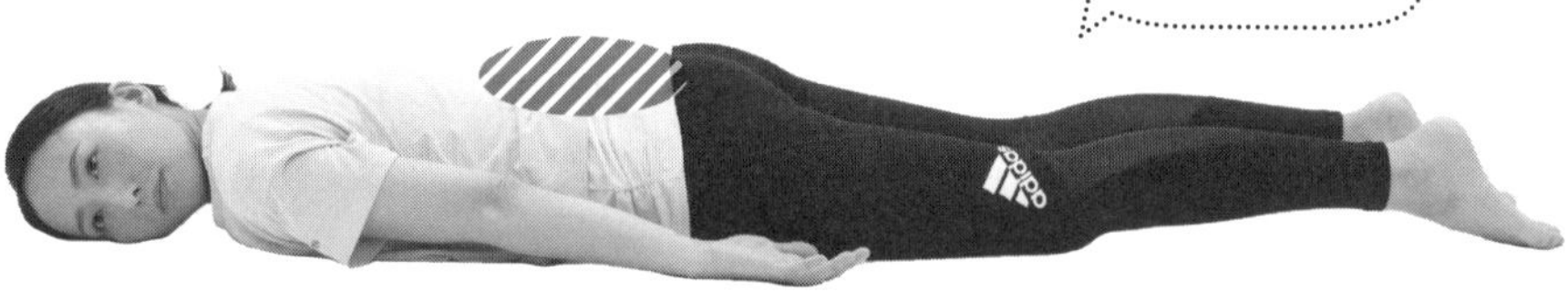
脱力する

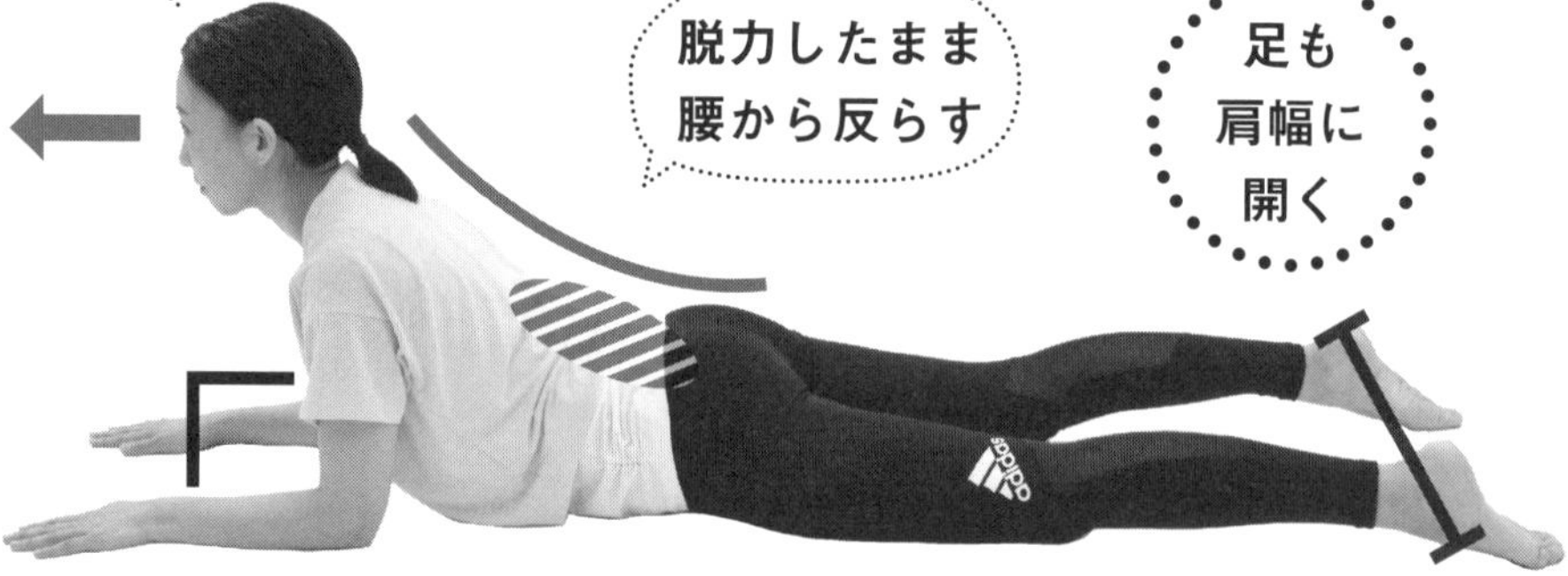
息を吐きながら
脱力したまま
腰から反らす
足も
肩幅に
開く

2 腕を肩幅に開き、
肘を直角にして体を支え、
上体を起こし腰を反る

5秒
×
5回
×
朝昼晩

3 肘をまっすぐ伸ばして手で体を支え、上体を起こし反る

**5秒
×
5回
×
朝昼晩**

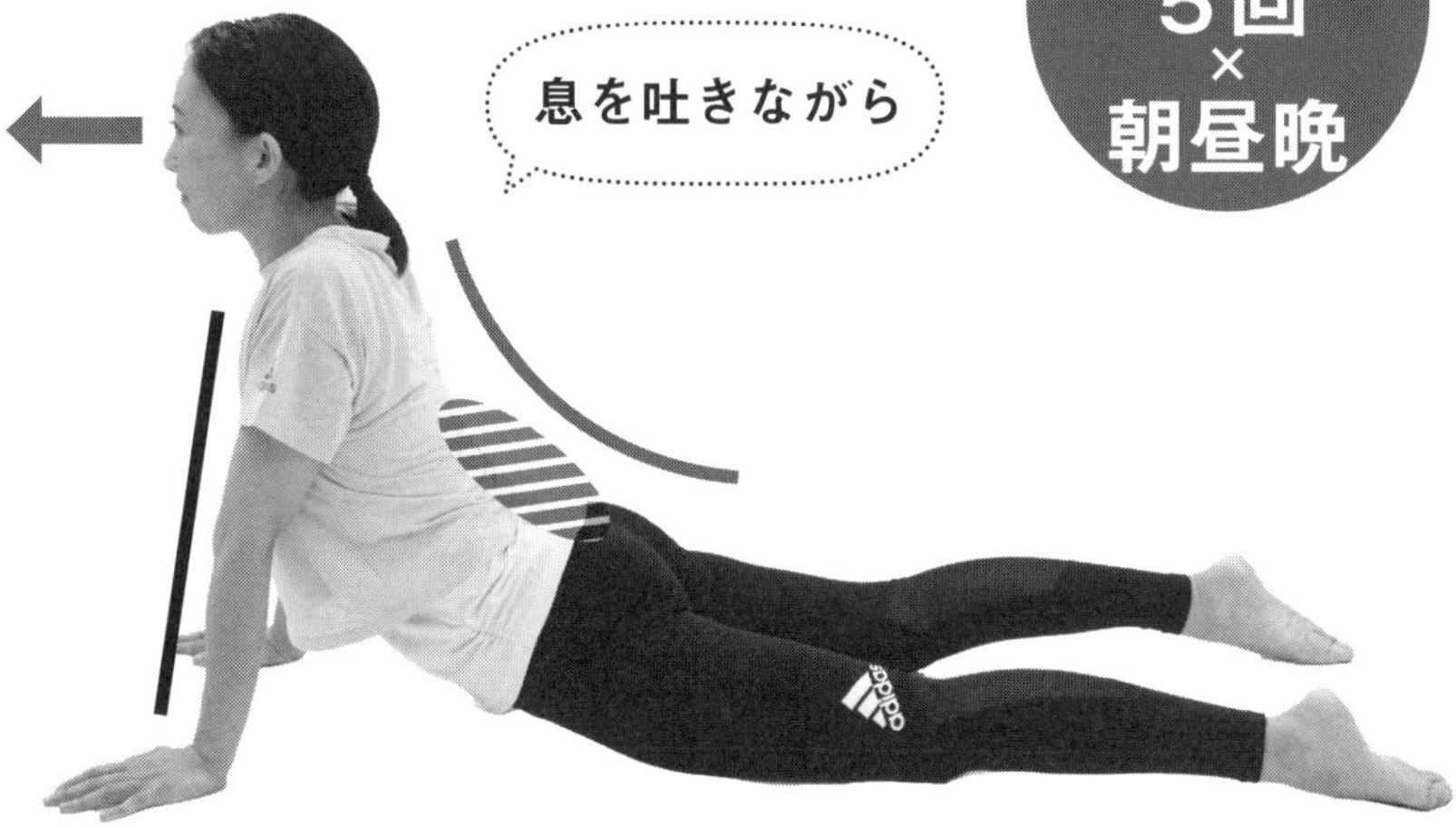

ポイント

1 → 2 → 3 の順に強度が高くなるので、上から順に試していきましょう。
2 が精一杯で 3 にたどり着けなくても大丈夫です。
2 を1週間ほど繰り返し行って、慣れてきたら 3 に挑戦してみてください。

両手伸ばし上体反らし

ストレッチ
強

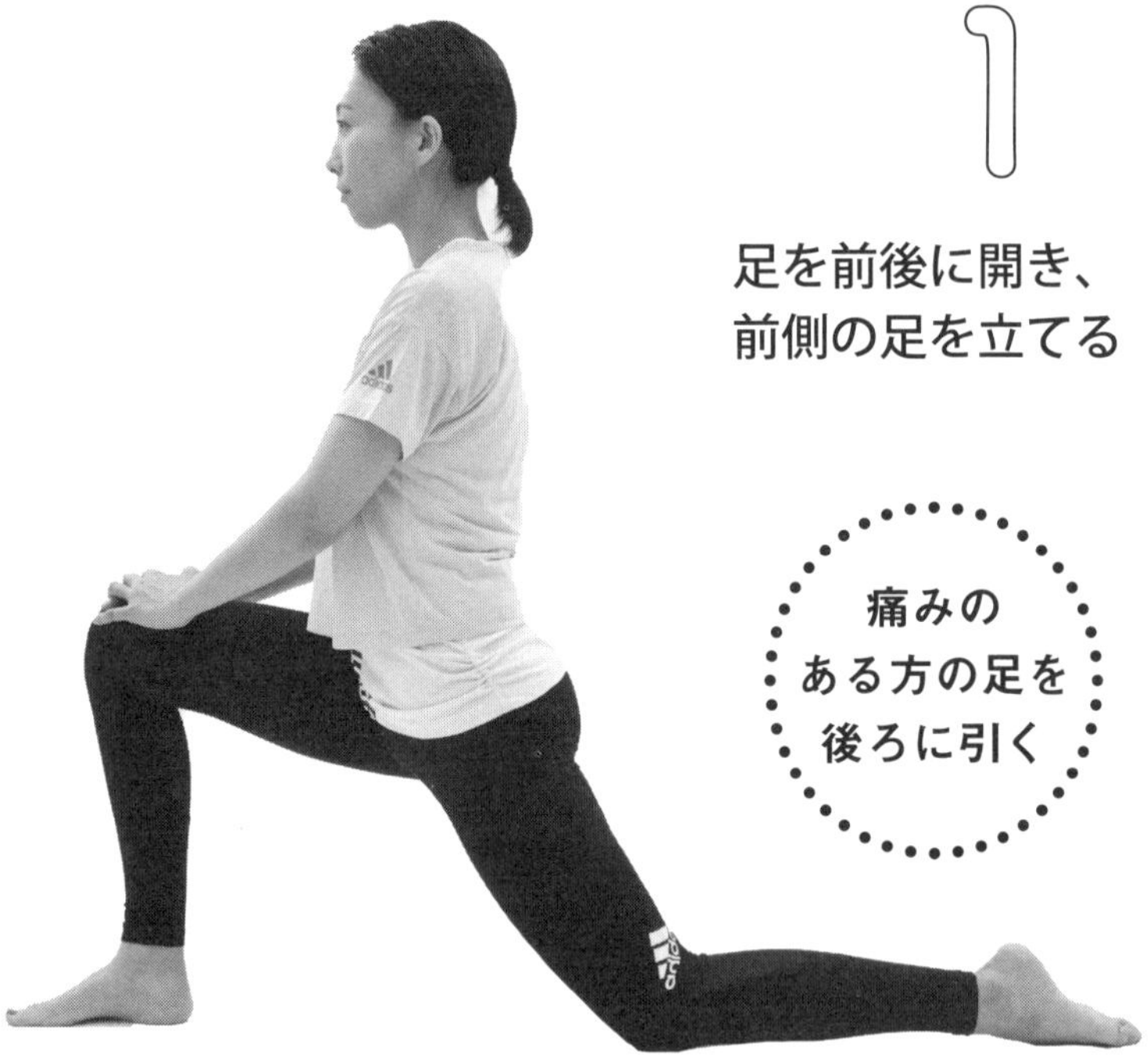

1

足を前後に開き、
前側の足を立てる

痛みの
ある方の足を
後ろに引く

ポイント

症状が出ている足を後ろに引きます。
左足にしびれ・痛みがあれば、写真と同じように左足を後ろに引きます。

2

両手を真上に上げて
足〜腰〜背中にかけて
大きく反らす

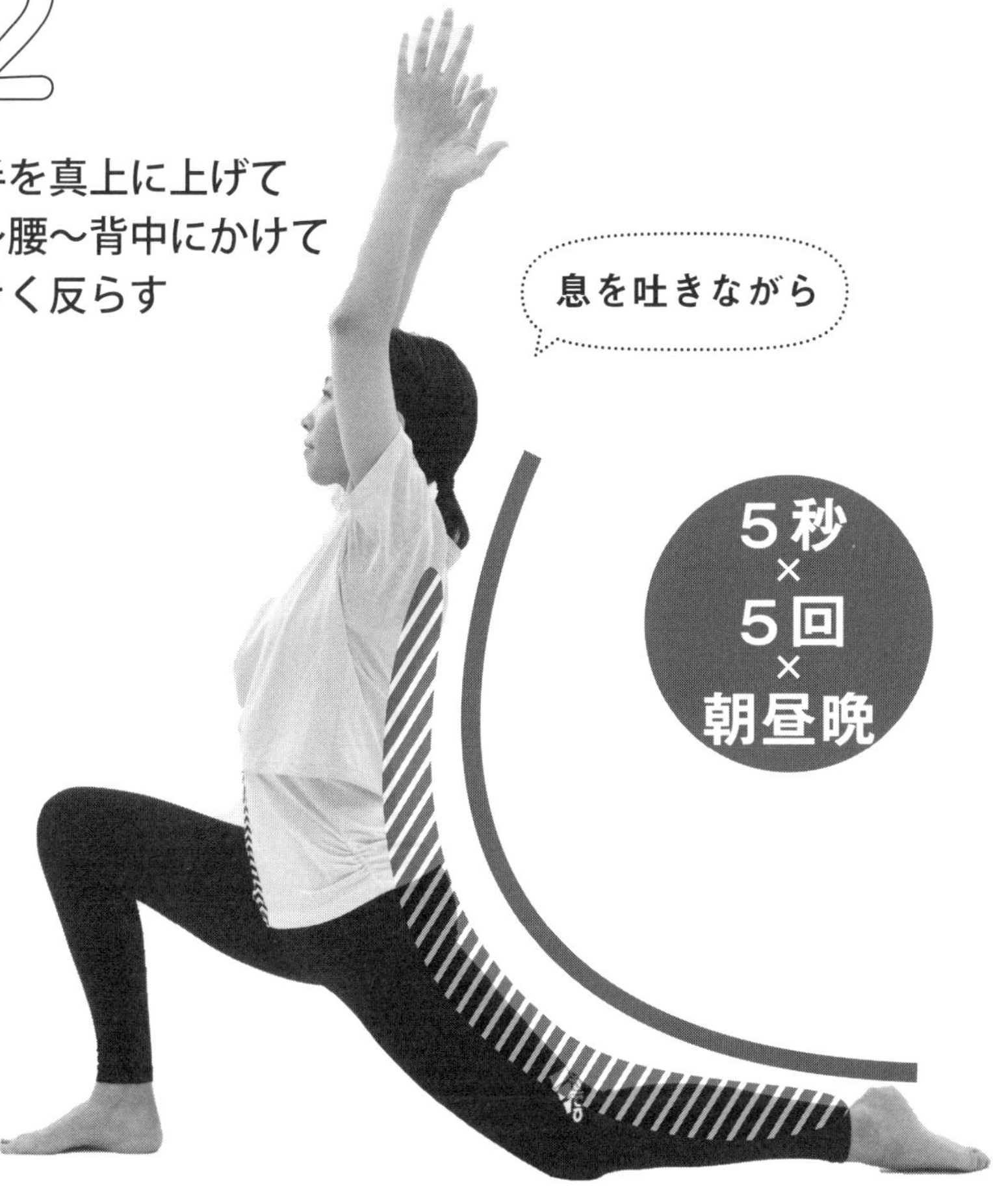

ポイント

ダイナミックな動きになるので、ゆっくりと息を吐きながら慎重に伸ばしましょう。

髄核タイプ②：反らすと痛む場合

背中丸めストレッチ

ストレッチ
弱

1 椅子に座り、胸の前で軽く手を組む

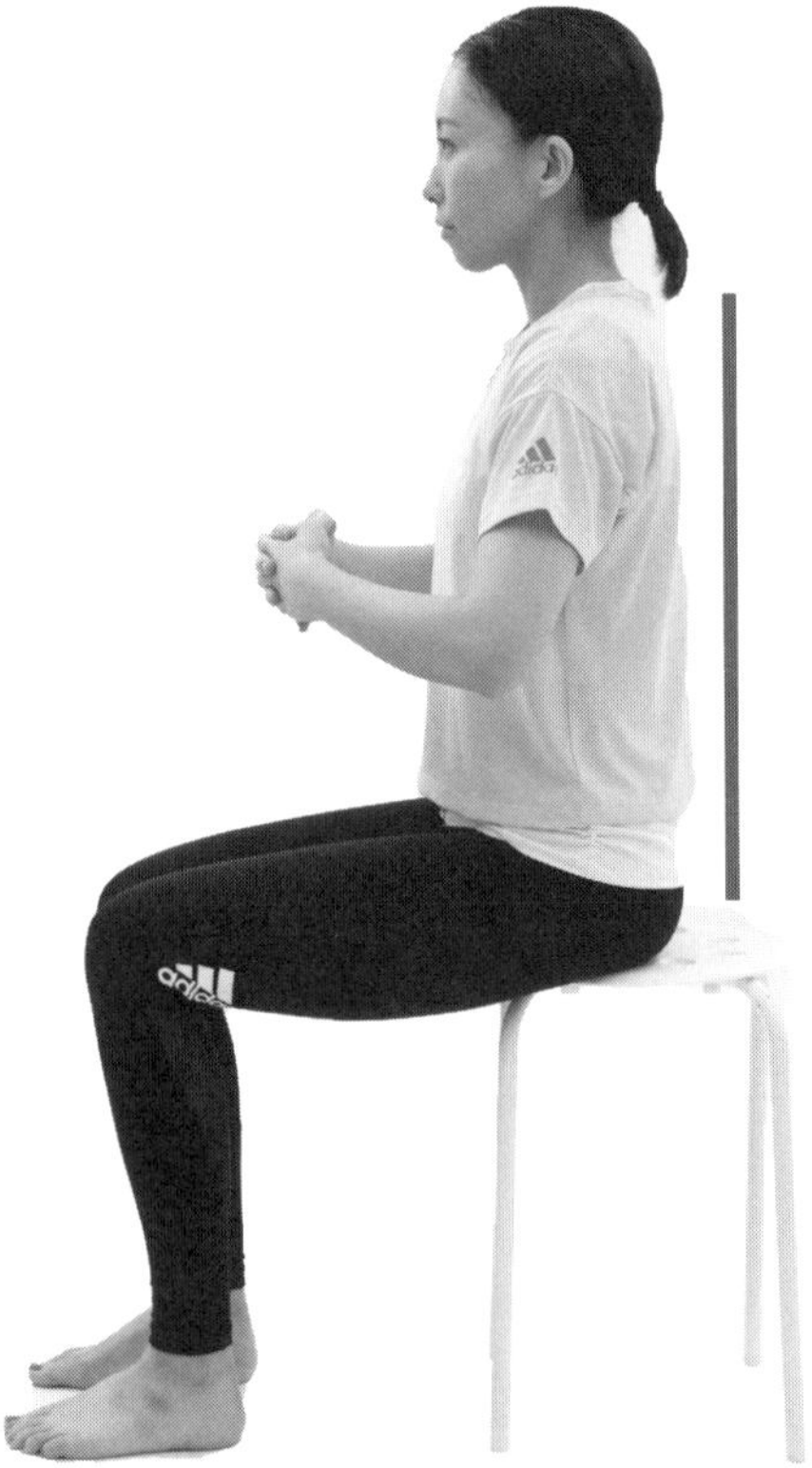

ポイント

スタートの姿勢は、背筋をまっすぐ伸ばしましょう。

2

腕をまっすぐ伸ばし、
肩〜腰にかけて
背中を丸める

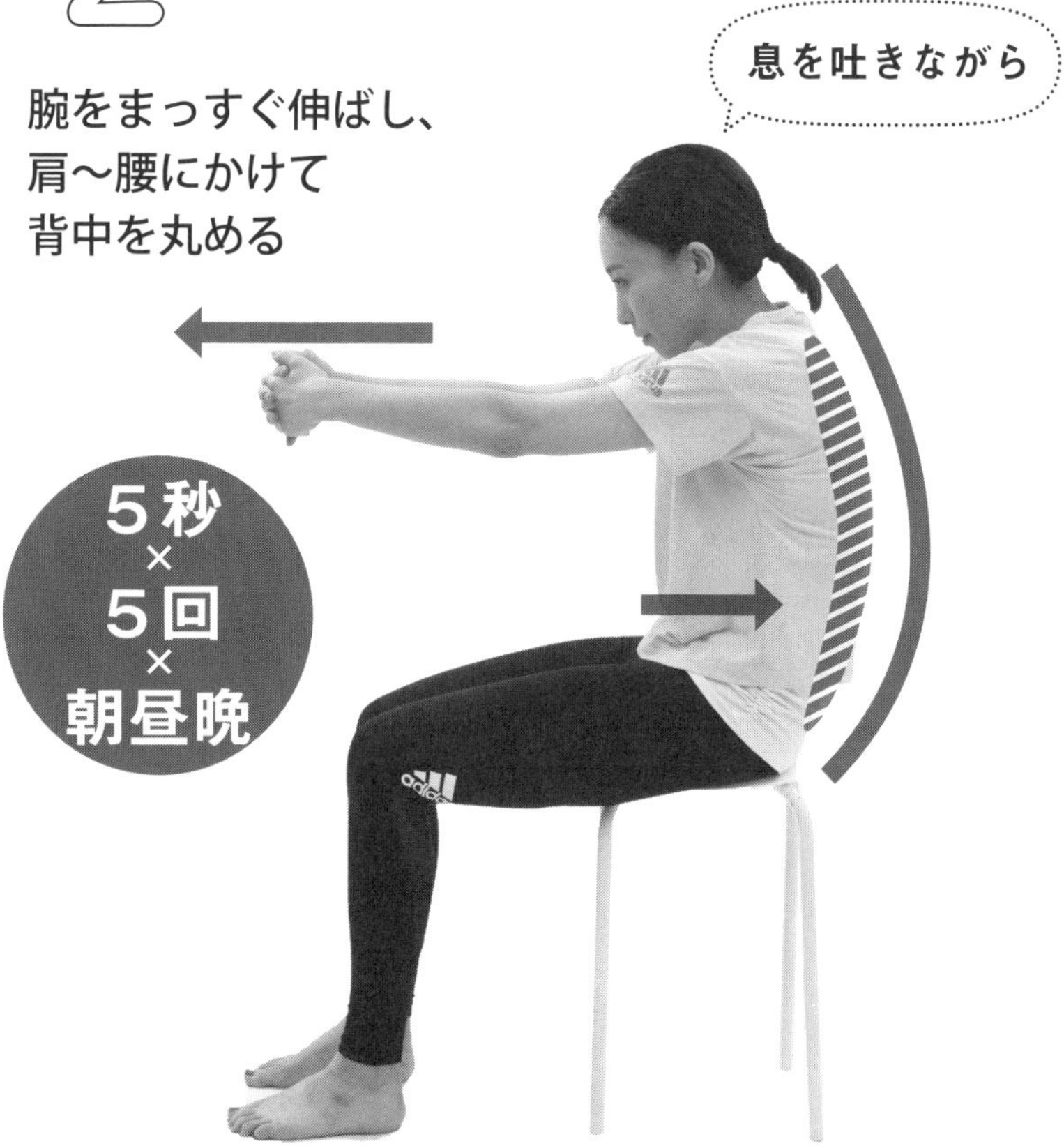

ポイント

腕をできるだけ遠くに伸ばし、顔は下を覗き込むようにすれば、より背中が丸まります。

腕を伸ばすだけでなく、お腹を凹ませる意識を持つことで腰から背中まで大きく丸まります。

髄核タイプ②：反らすと痛む場合

ストレッチ
強

膝抱えストレッチ

1 膝を抱えて
仰向けになる

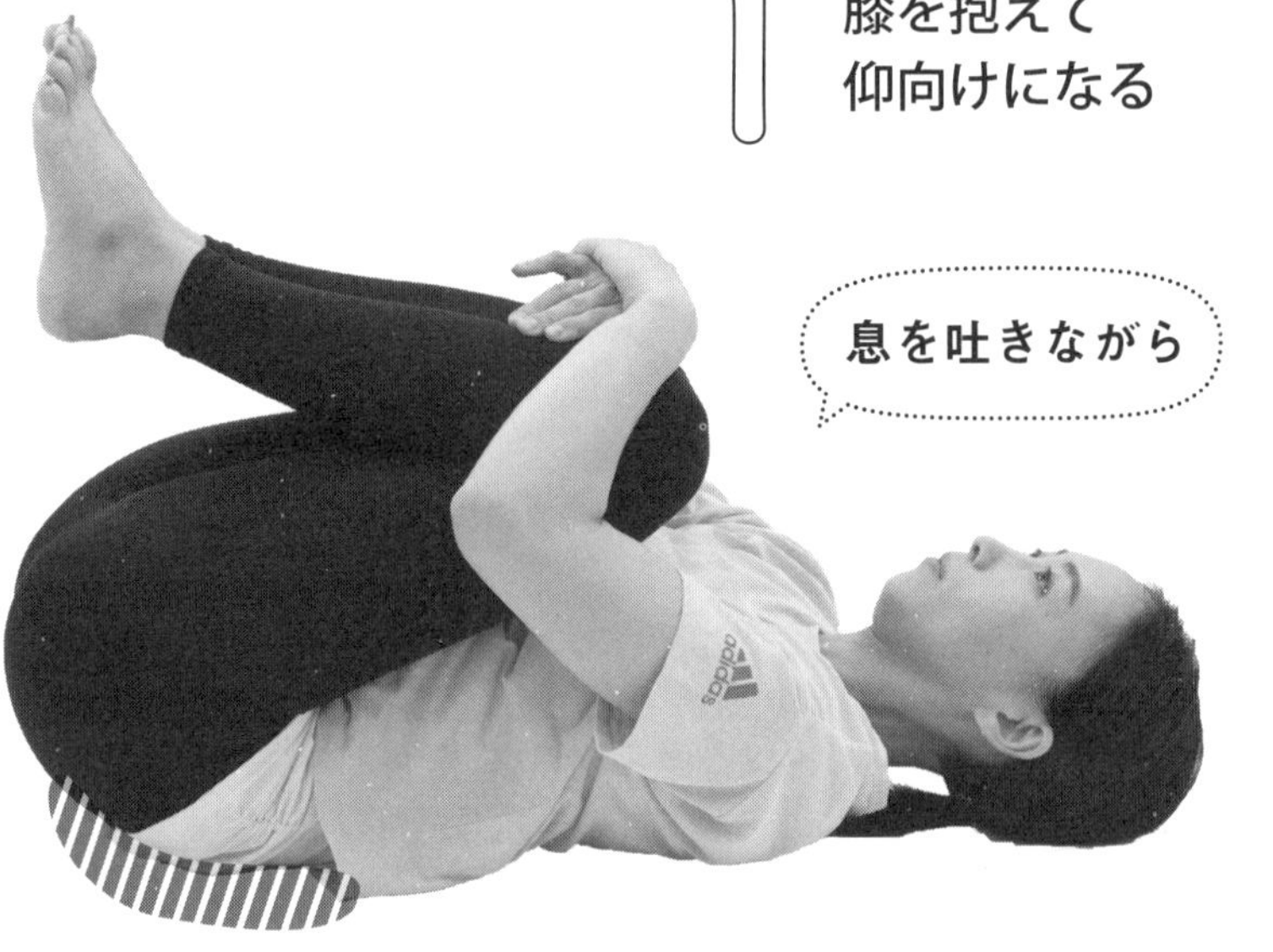

息を吐きながら

2 息を吐きながら、
お尻〜腰にかけて丸める

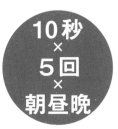

10秒
×
5回
×
朝昼晩

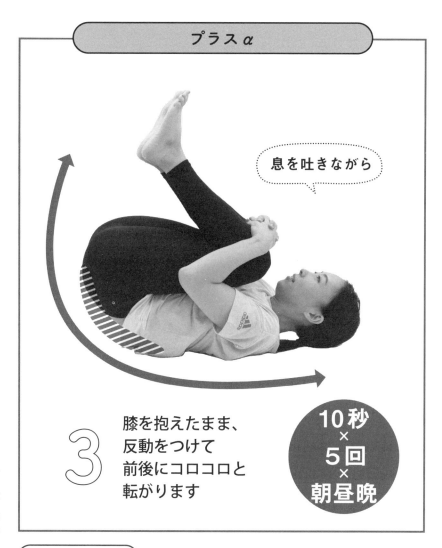

プラスα

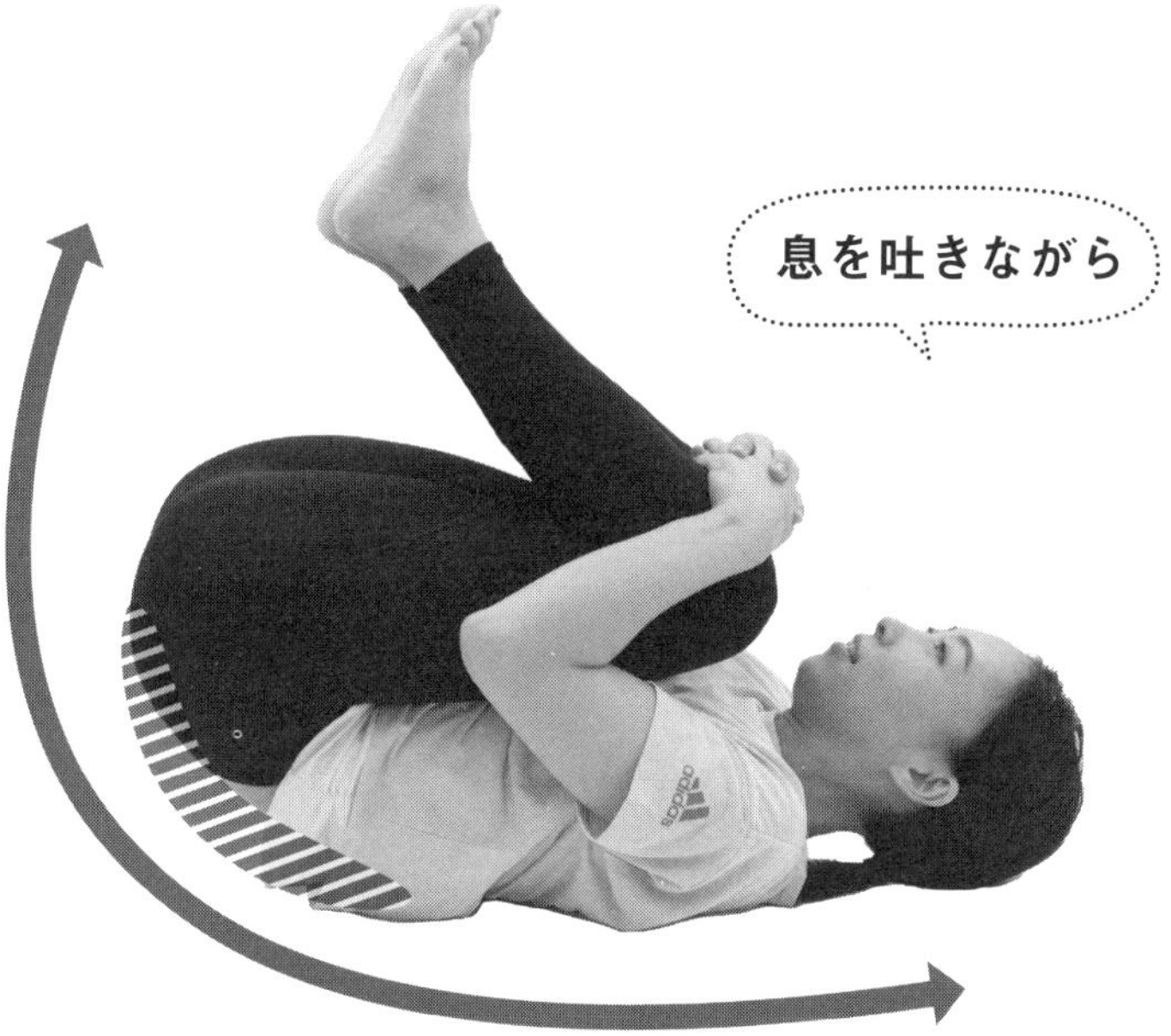

3

膝を抱えたまま、
反動をつけて
前後にコロコロと
転がります

**10秒
×
5回
×
朝昼晩**

ポイント

**「プラスα」は余裕がある場合のみ行ってください。
膝を抱えて寝転がるだけでも十分です。**

髄核タイプ③：横に動かすと痛む場合

ストレッチ
弱

体側弓なりストレッチ

丸めたバスタオルを
用意する

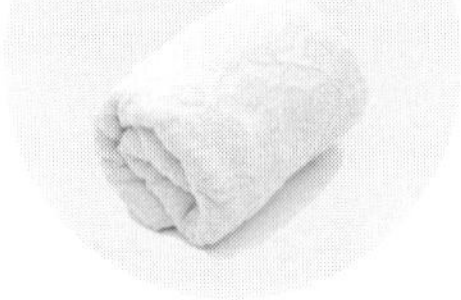

息を吐きながら

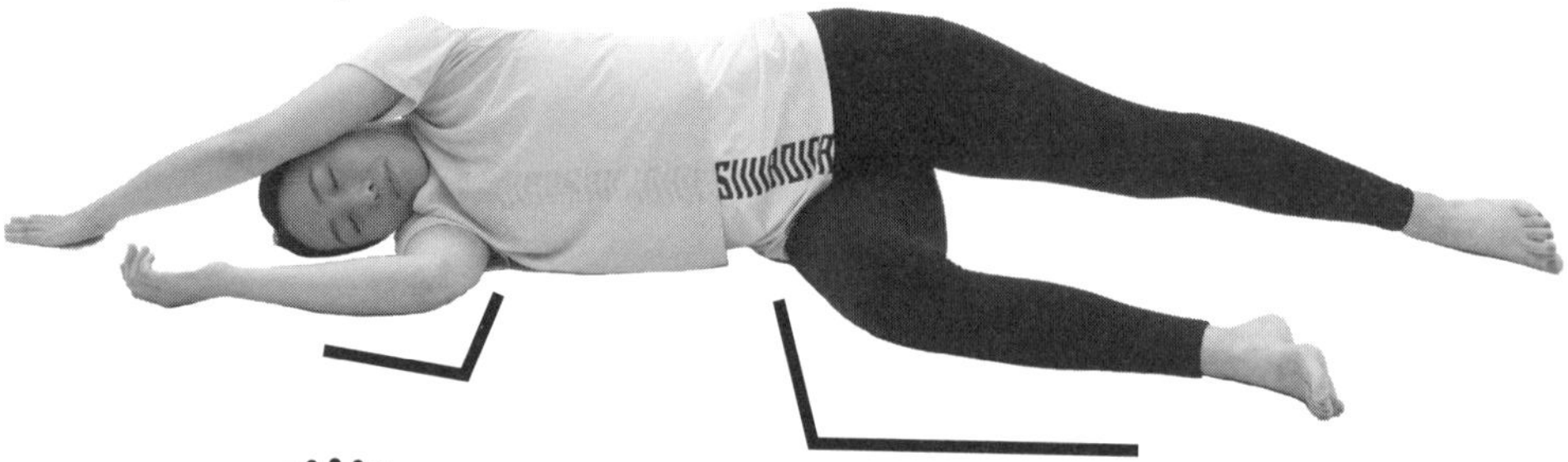

下側の
手足は
曲げる

1 症状が出ている方を
下にして
横向きに寝る

ポイント

骨盤を右に動かしたとき（右側に体重をかけたとき）にしびれ・痛みなどの症状が出る場合は、写真と同じように右側を下にして横になります。

下側の腕や足は曲げると体を支えやすくなります。

2 腰の位置に丸めたバスタオルを挟み込んで、体の側面を伸ばす

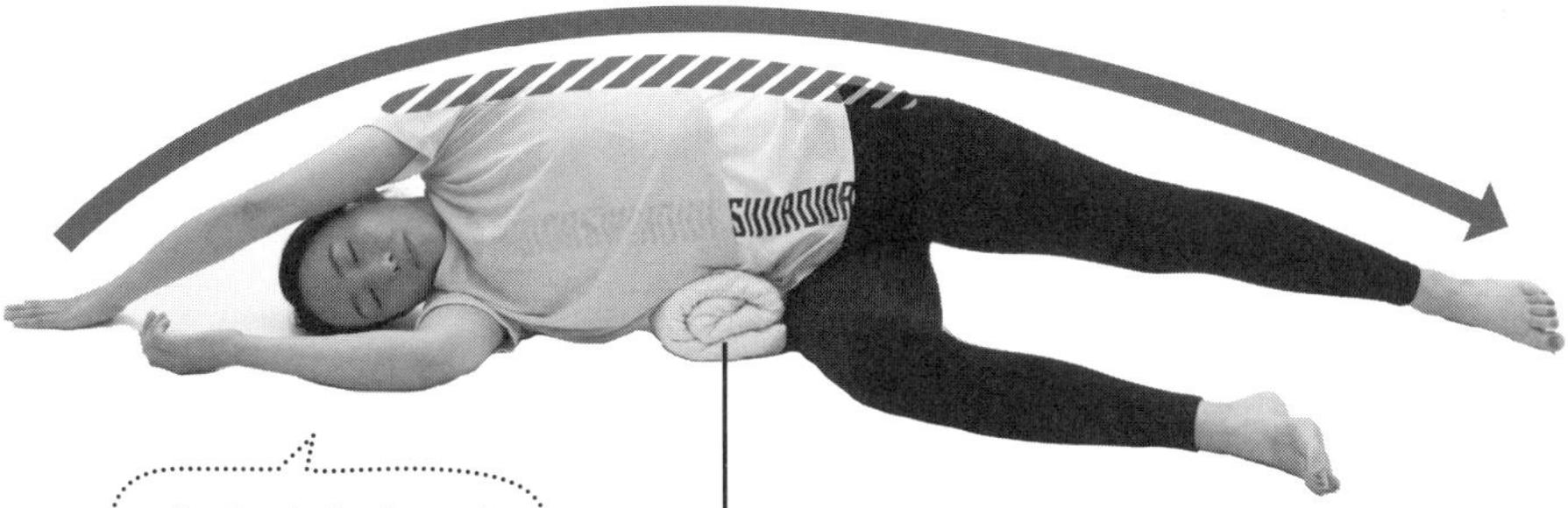

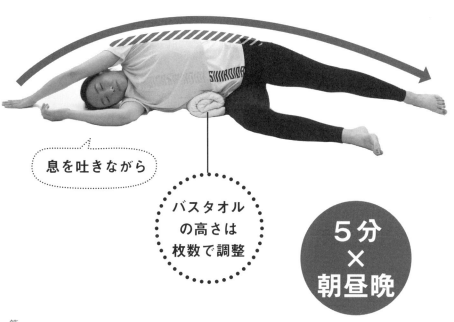

息を吐きながら

バスタオルの高さは枚数で調整

5分×朝昼晩

ポイント

上側の腕や足（特に腕）はできるだけ遠くに伸ばすことで、体の側面が弓なりになります。

バスタオルを支点として弓なりの形を作ることが、このストレッチの目的です。

骨盤揺らしストレッチ

ストレッチ
強

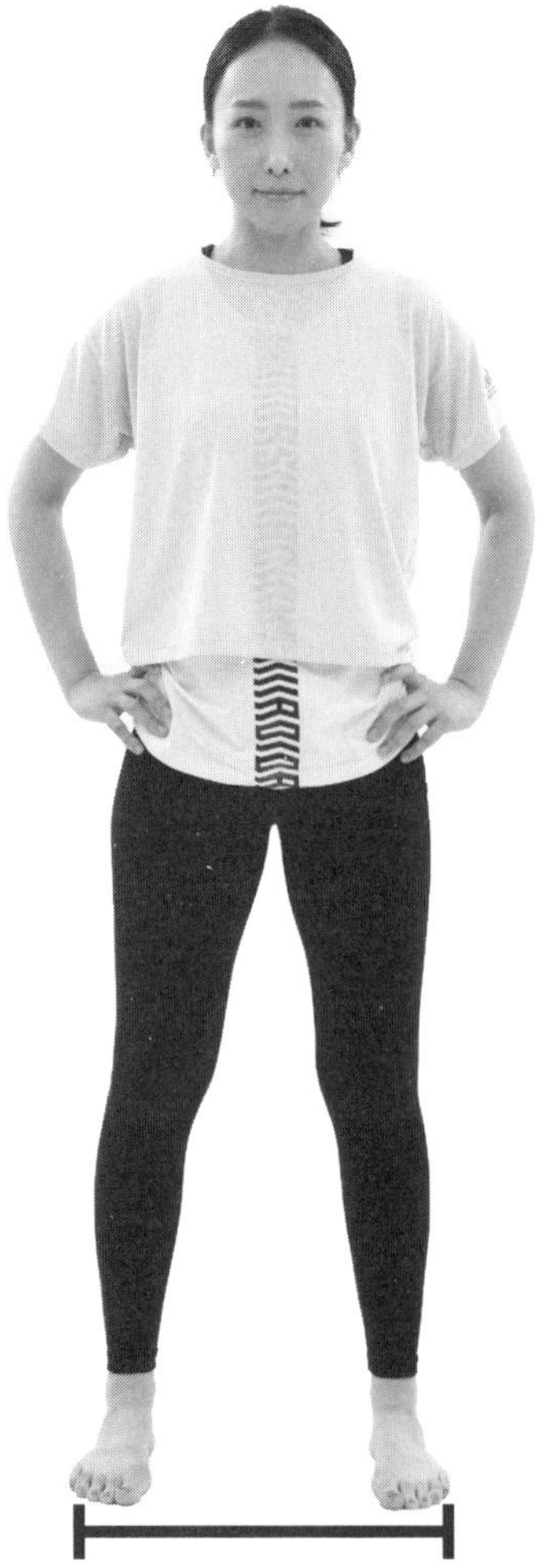

1

骨盤に手を当てて、
足を肩幅に開いて
まっすぐ立つ

ポイント

次のステップで、
痛みがある足と反対側に
骨盤を動かしていきます。
右側に症状がある場合は
左側に動かします。

2 足と頭の位置はなるべく動かさずに、骨盤だけを横に動かす

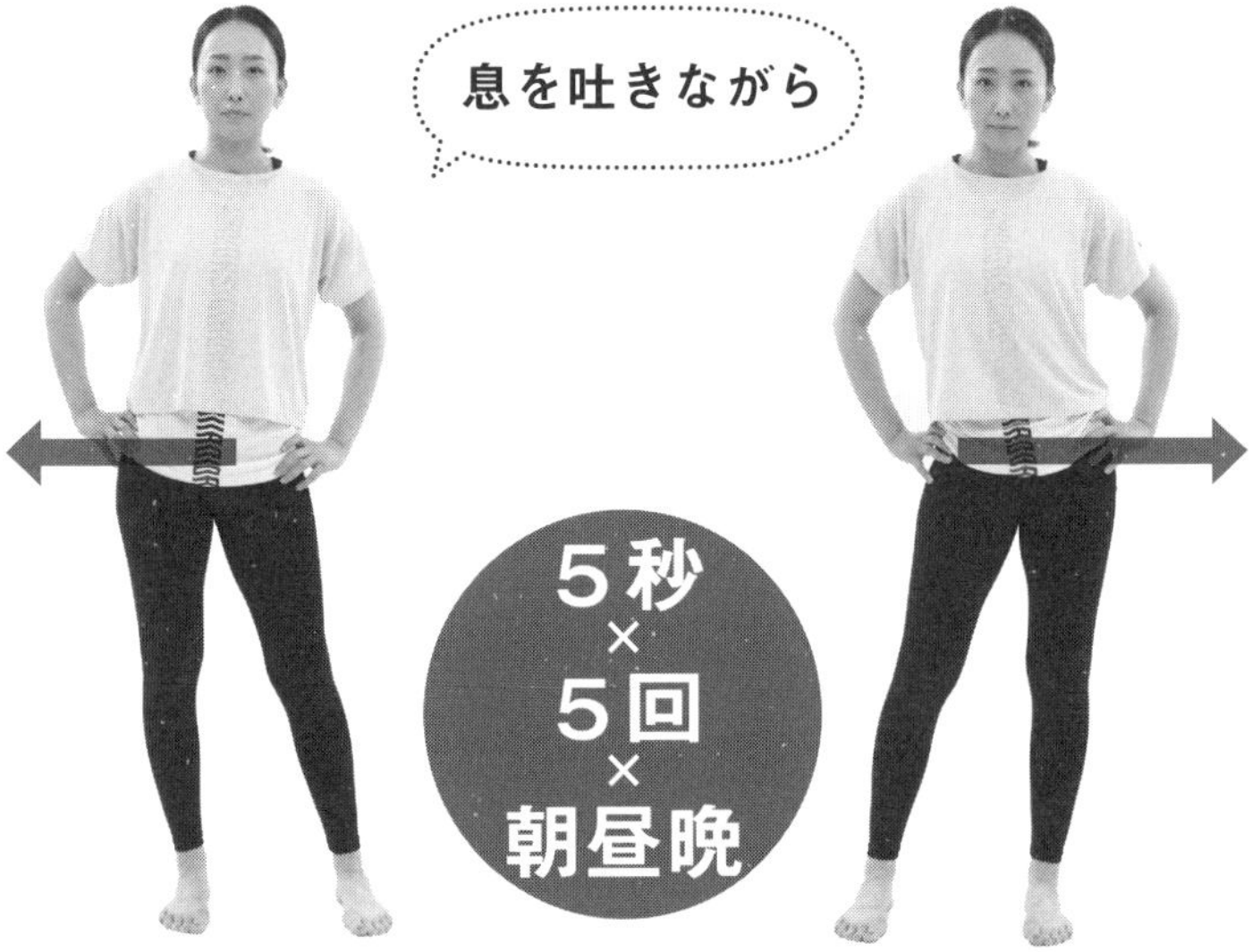

プラスα

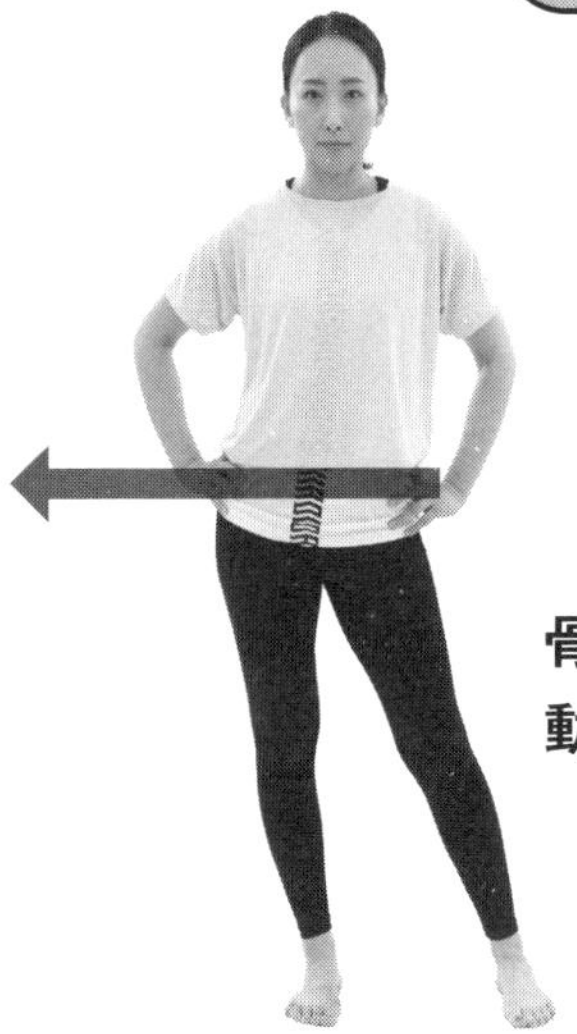

余裕があれば、
骨盤をさらに大きく
動かしてみましょう

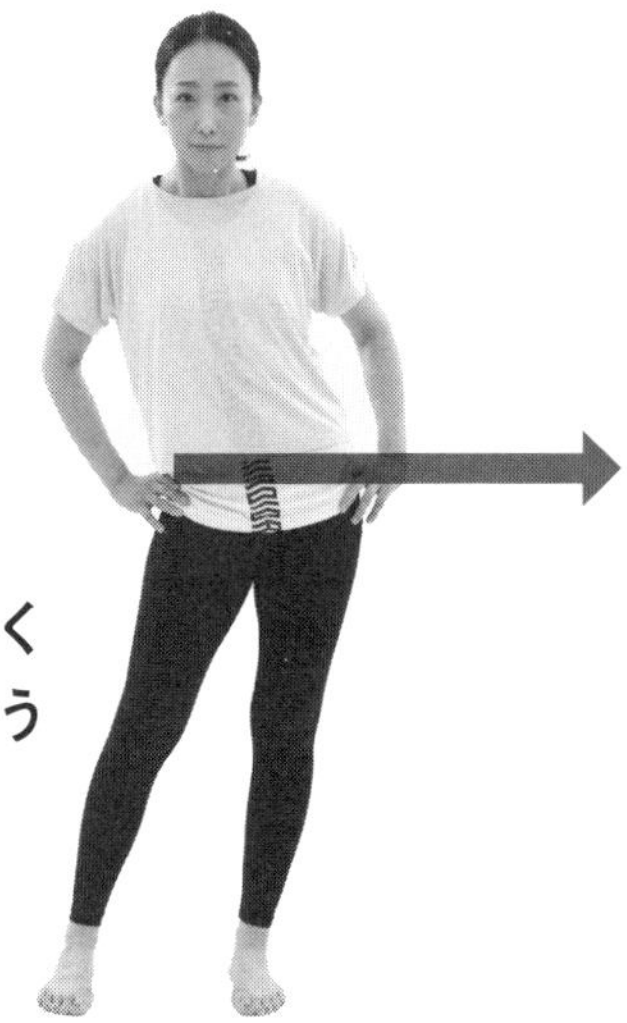

椎間関節タイプ①：横に動かすと痛む場合

テニスボールマッサージ

ストレッチ 強のみ

テニスボールを
用意する

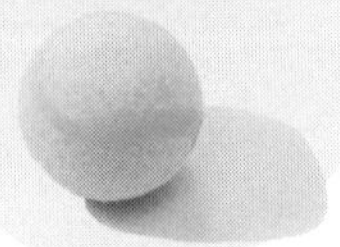

1　膝を軽く立てて、
仰向けに寝る

息を吐きながら

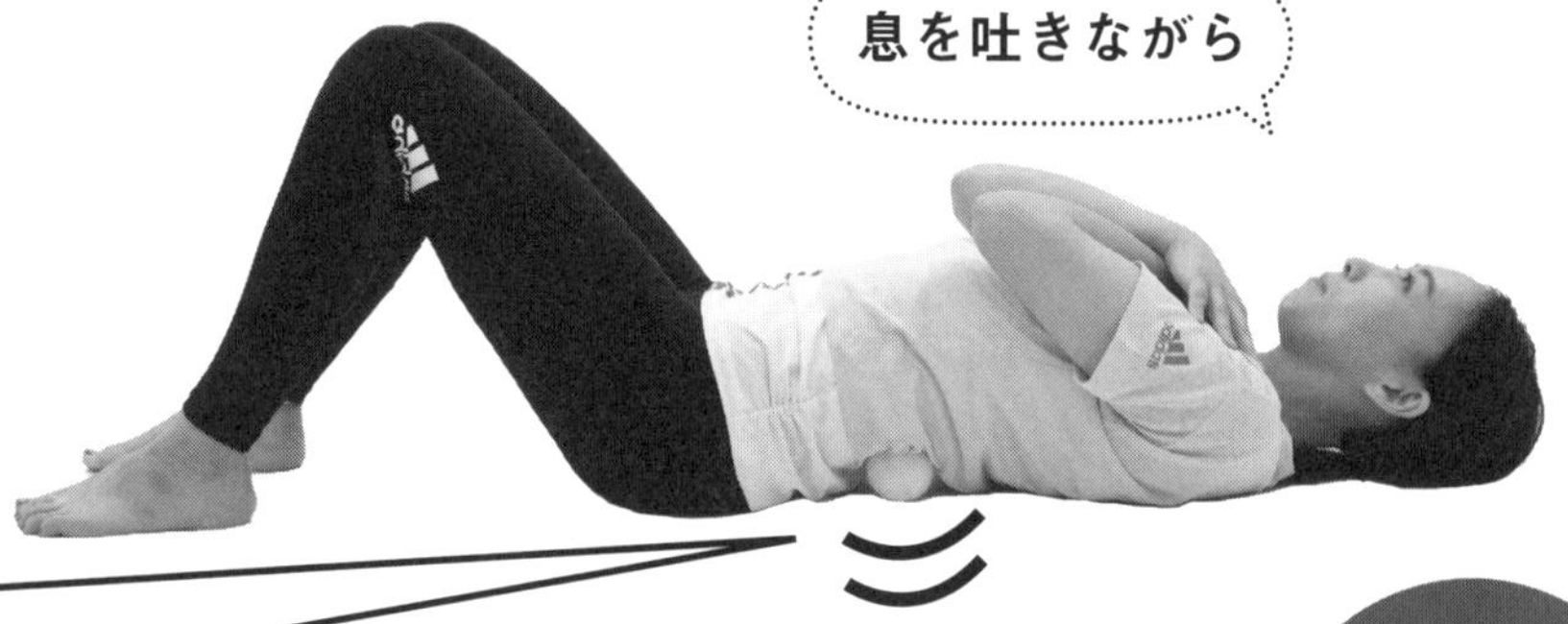

2　痛みがある椎間関節の部位に
テニスボールを押し当てる

1～2分
×
朝昼晩

ポイント

椎間関節の痛む部分に直接力を加えます。

この姿勢でテニスボールを使って圧迫するだけでもそれなりに力が加わるので、無理に強く行わず「痛気持ちいい」くらいでコロコロ転がしてしてください。

椎間関節の位置

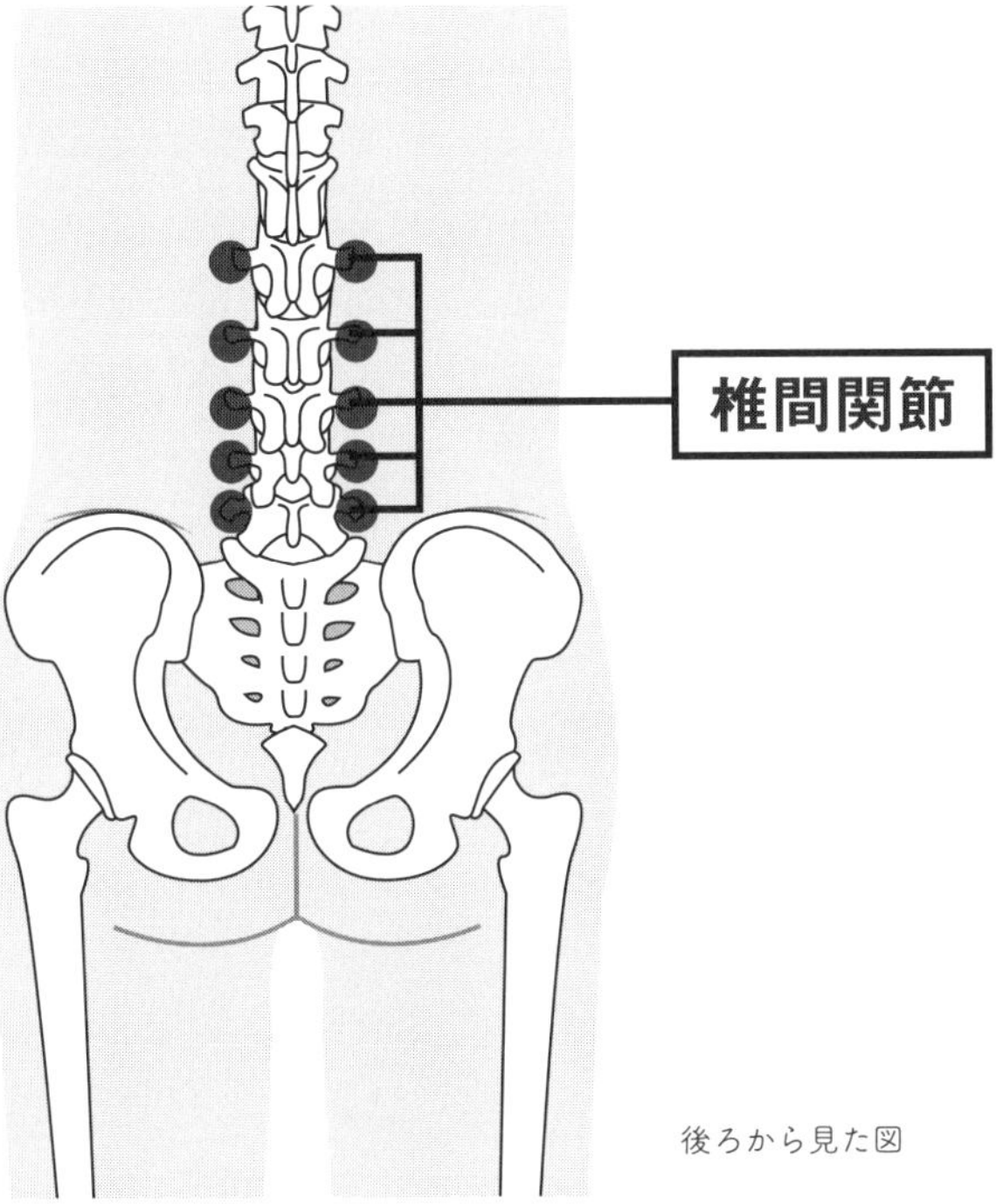

後ろから見た図

椎間関節は背骨の右側に５カ所、左側に５カ所あります。基本的には指１本で示せる１カ所が痛むはずですので、そこをテニスボールで狙い撃ちします。

椎間関節タイプ②：ひねって反らすと痛む場合

上体ひねり＋背中丸め

ストレッチ 弱

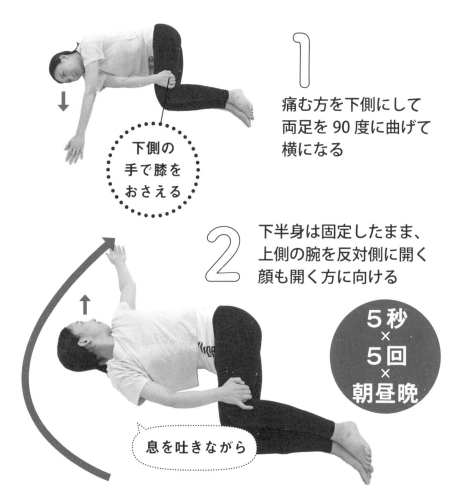

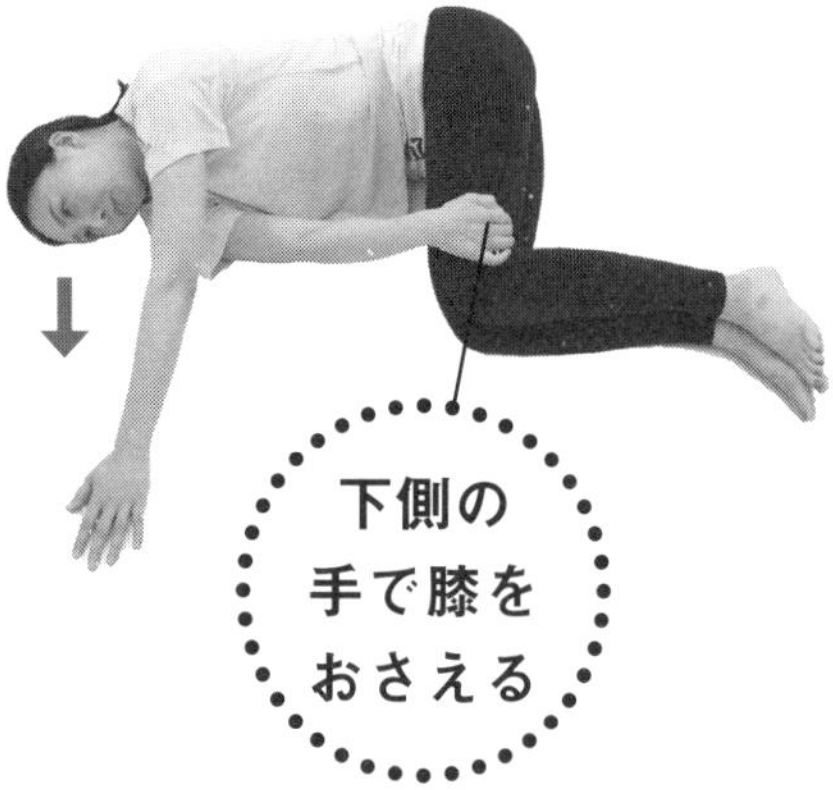

1

痛む方を下側にして
両足を 90 度に曲げて
横になる

2

下半身は固定したまま、
上側の腕を反対側に開く
顔も開く方に向ける

5秒
×
5回
×
朝昼晩

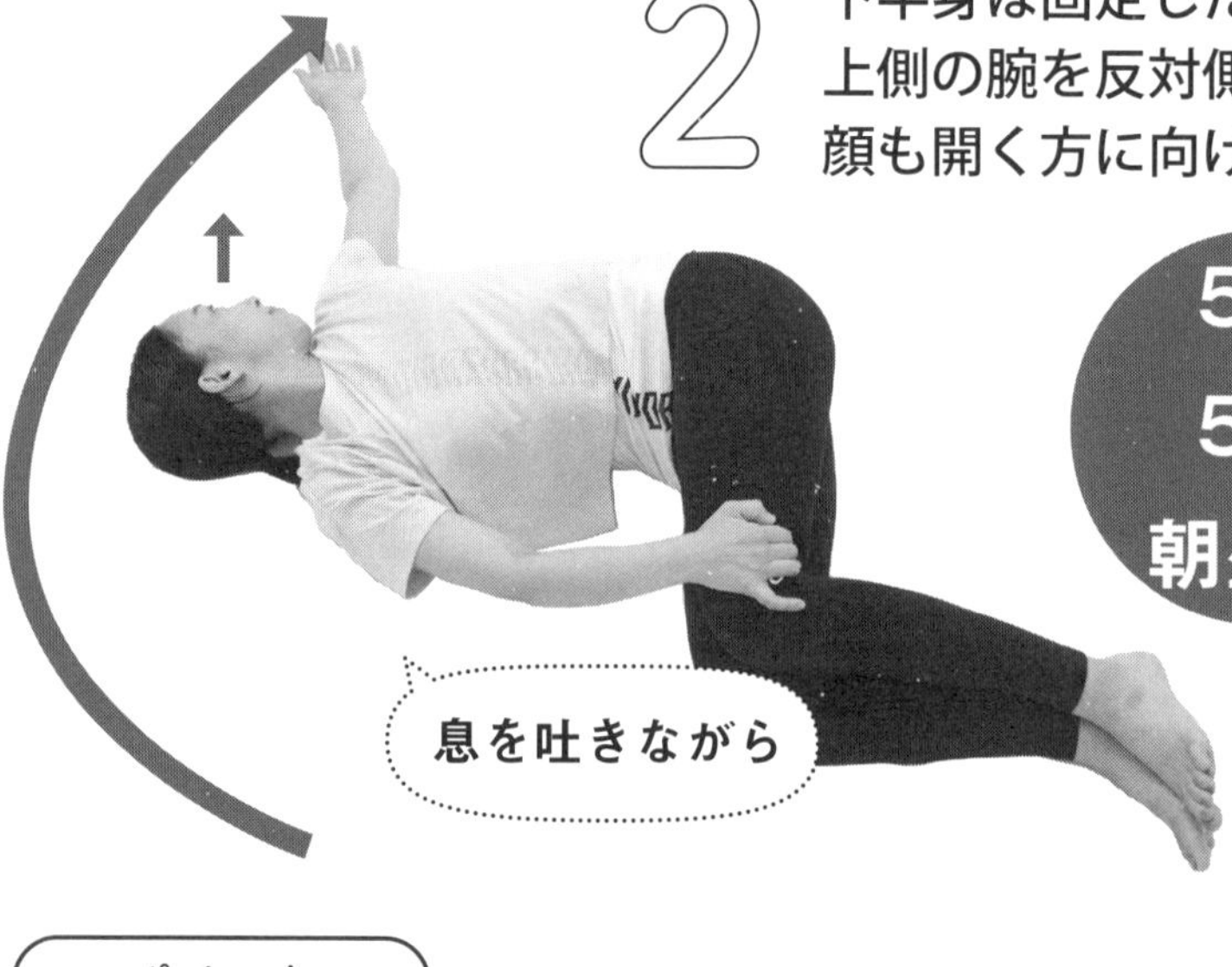

ポイント

チェックテストで右足に症状が現れた場合は写真と同じように右側を下にして、左にひねります。

3 続けて、椅子に座り 胸の前で手を組んで腕を伸ばす

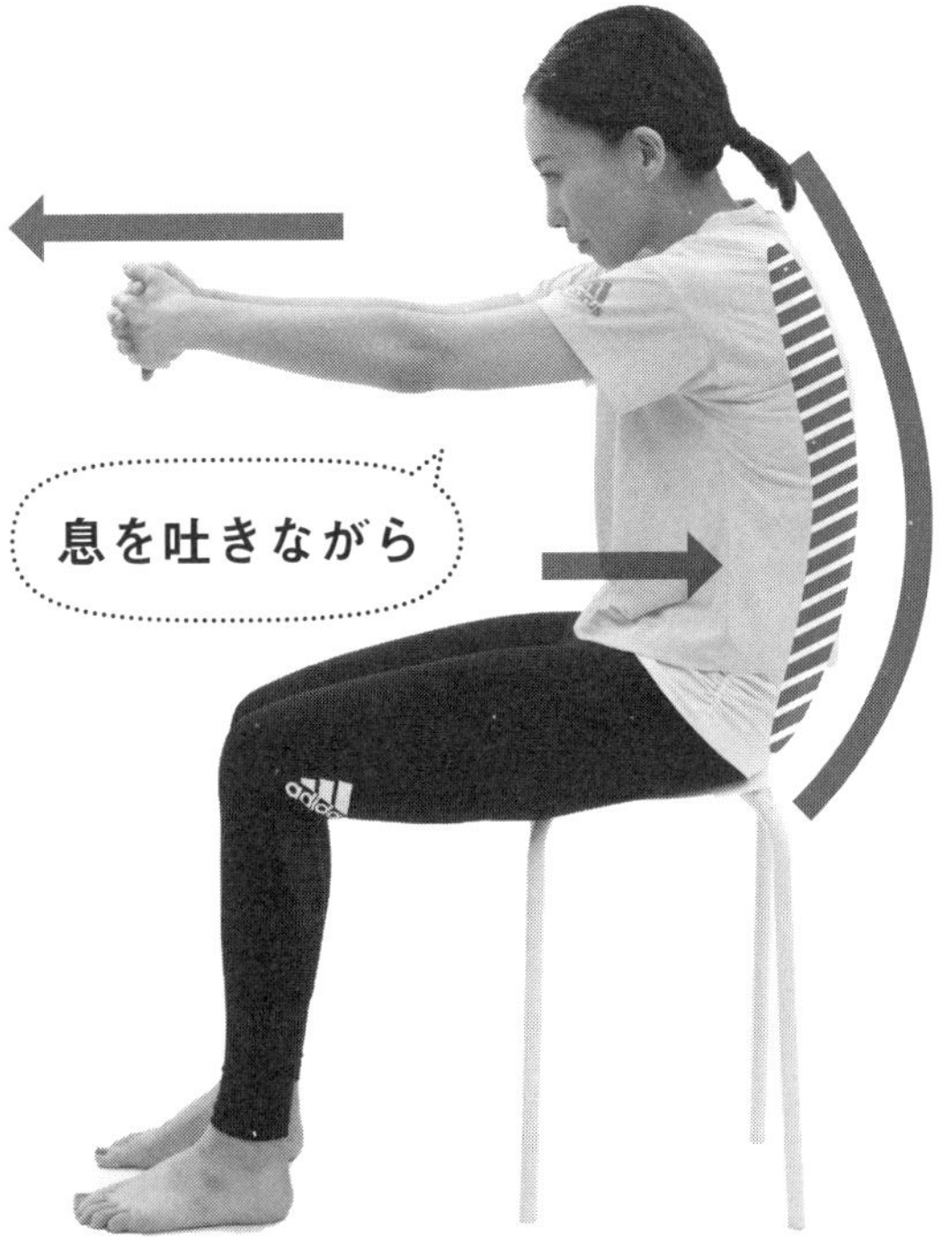

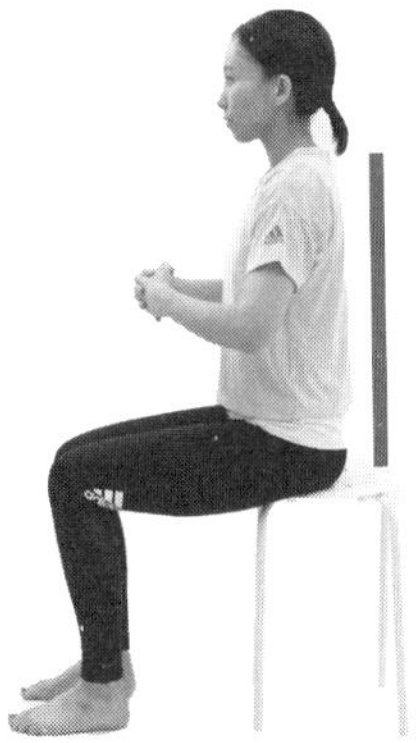

5秒×5回×朝昼晩

ポイント

右ページの寝て行うストレッチと、このページの椅子に座って行うストレッチは一連の流れとしてセットで行ってください。

椎間関節タイプ②：ひねって反らすと痛む場合

ストレッチ 強

股関節伸ばし＋背中丸め

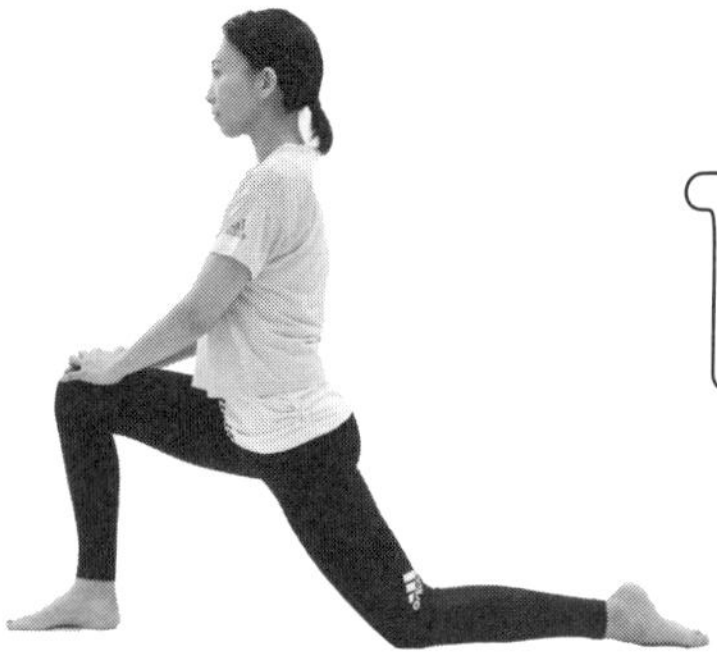

1 痛む方の足を後ろに
足を前後に開き、
前側の足を立てる

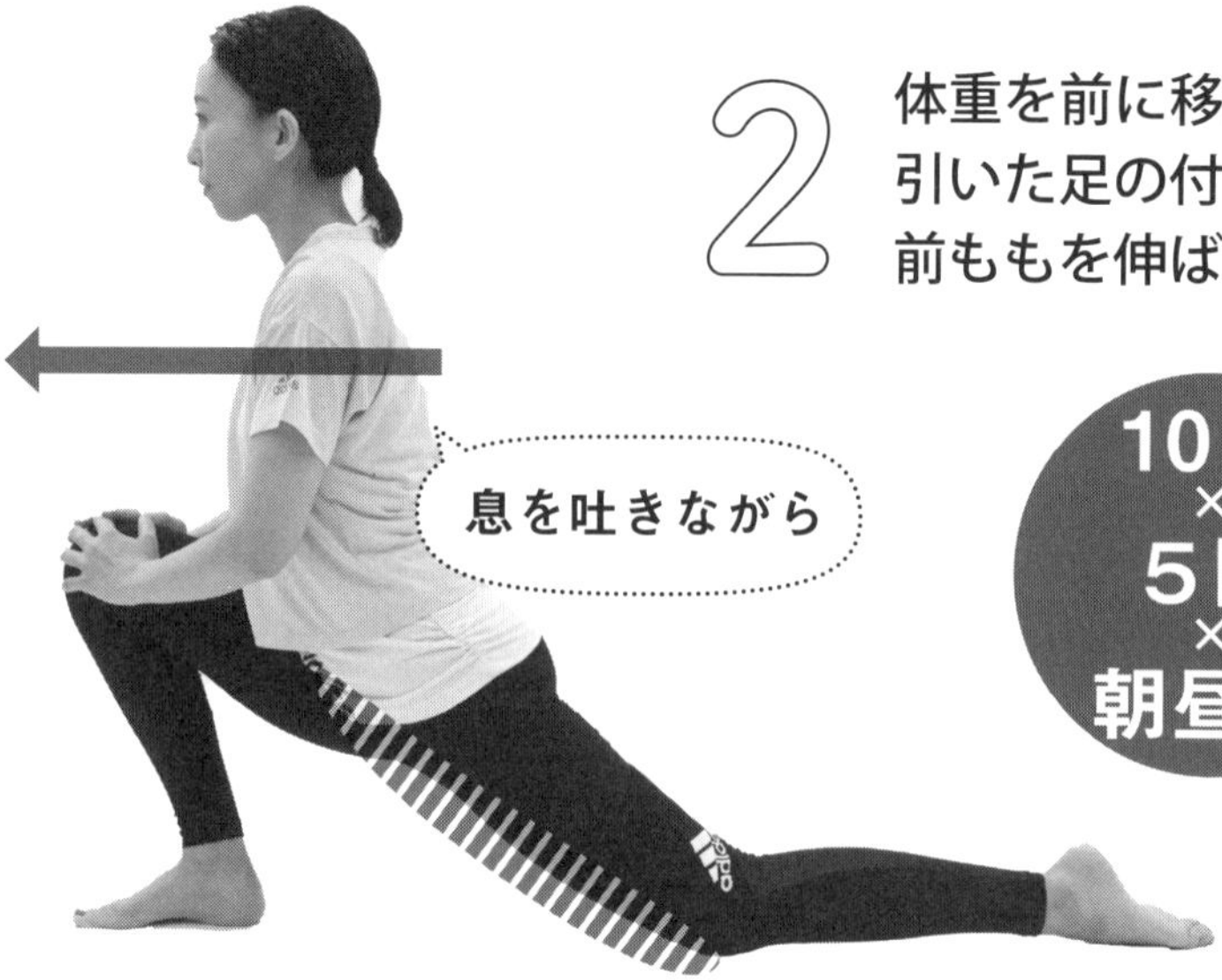

2 体重を前に移動して
引いた足の付け根～
前ももを伸ばす

10秒
×
5回
×
朝昼晩

ポイント

症状が出ている方の足を後ろに引いて伸ばします。

3 続けて、椅子に座り
胸の前で手を組んで腕を伸ばす

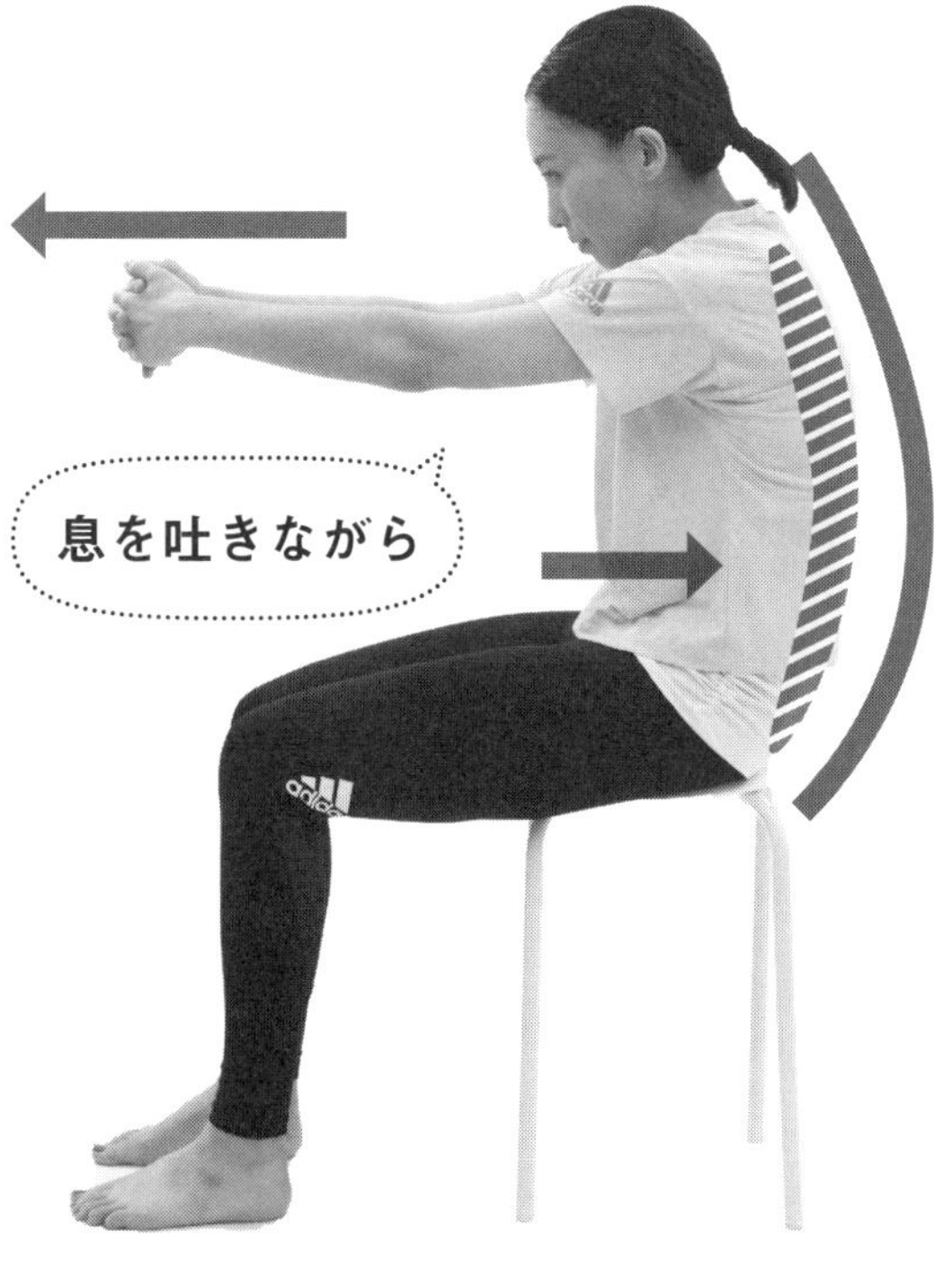

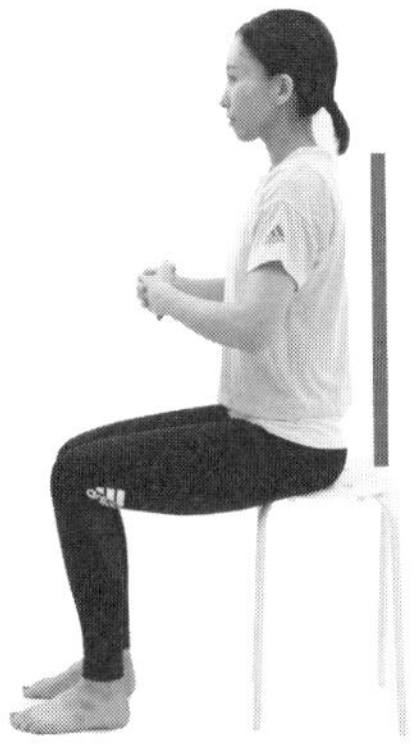

5秒×5回×朝昼晩

ポイント

右ページのストレッチと、このページの椅子に座って行うストレッチは一連の流れとしてセットで行ってください。

仙腸関節タイプ①：丸めると痛む場合

膝立ち腰反らし

ストレッチ
弱

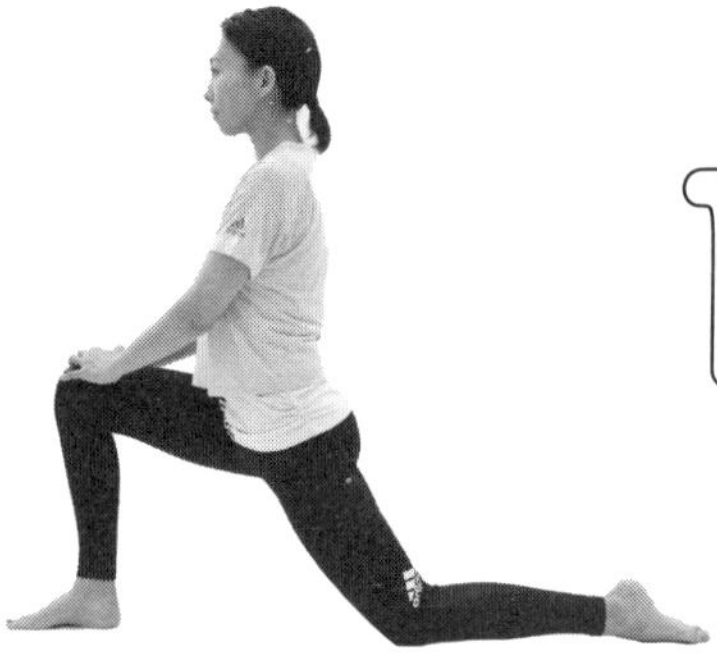

1
痛む方の足を後ろに
足を前後に開き、
前側の足を立てる

2
仙腸関節の痛む部位を
手でぐっと押し込む

息を吐きながら

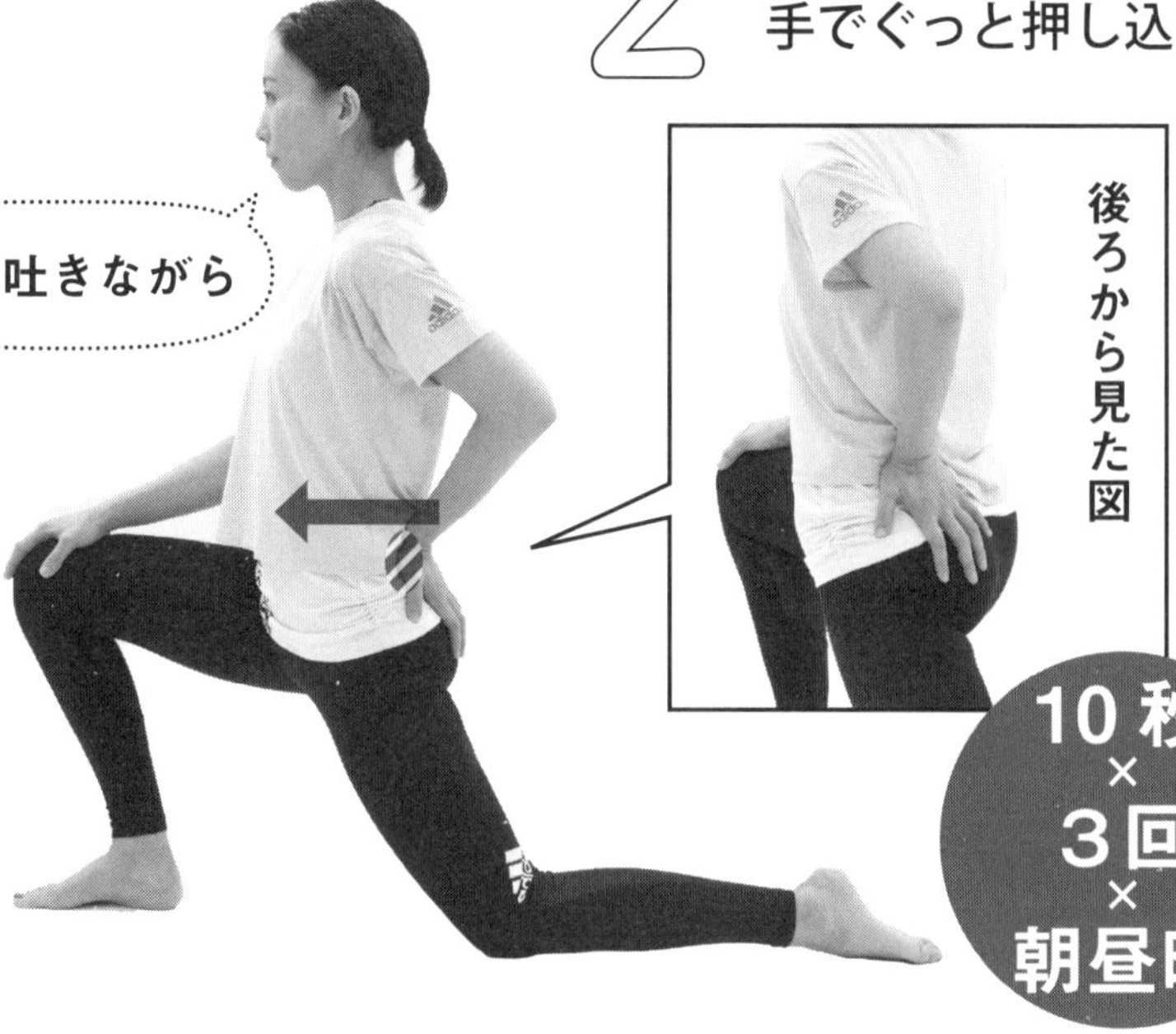

10秒
×
3回
×
朝昼晩

ポイント

症状が出ている方の足を後ろに引いて伸ばします。

ストレッチ
強

直立腰反らし

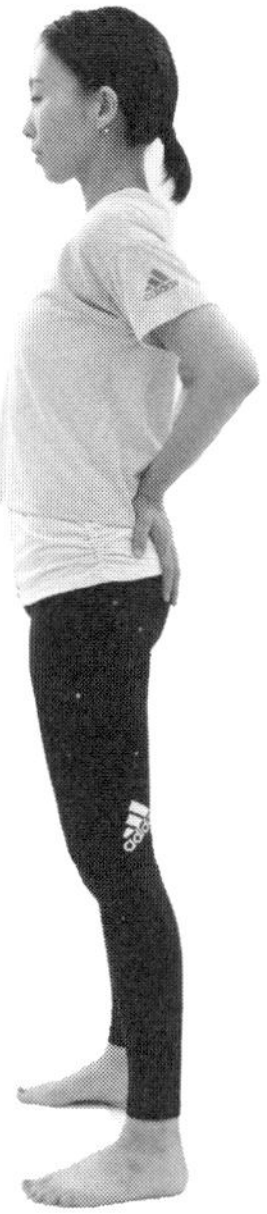

1 足を肩幅に開いて、
仙腸関節に手を当てて立つ

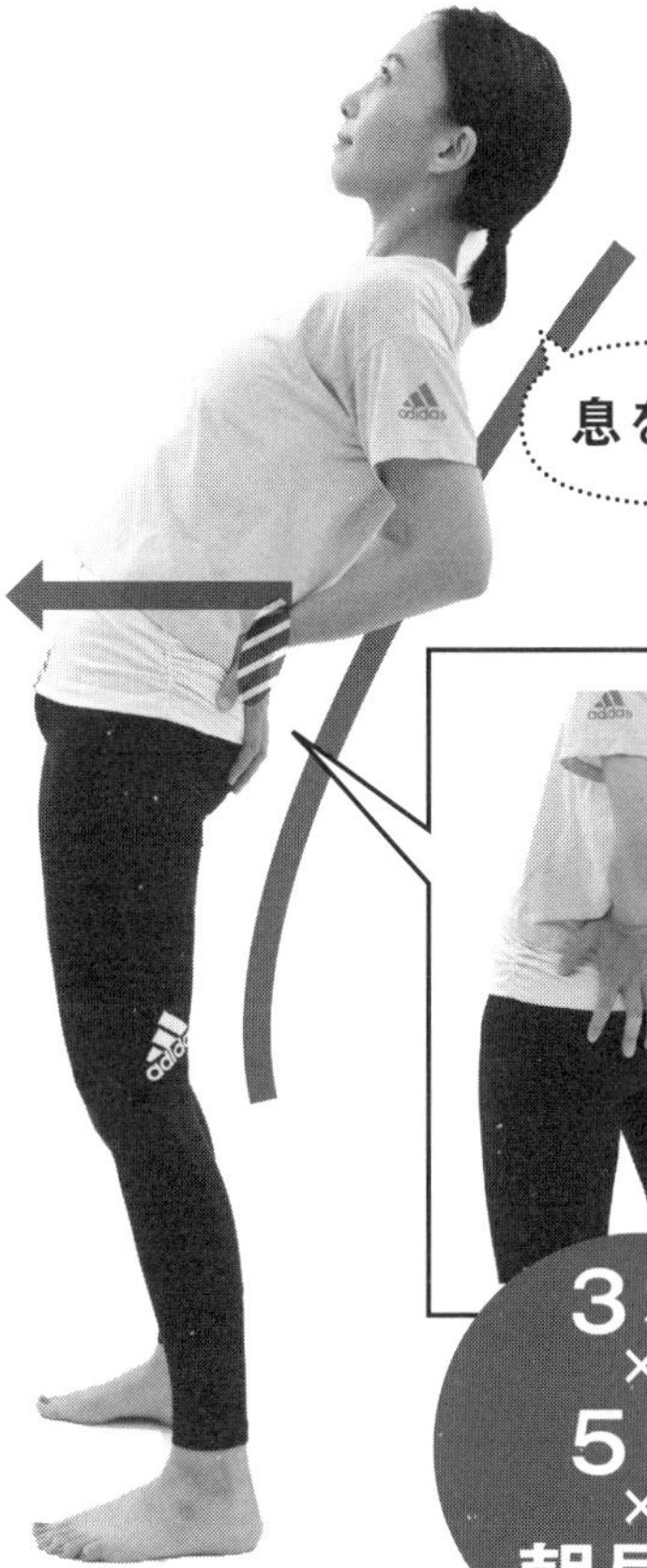

息を吐きながら

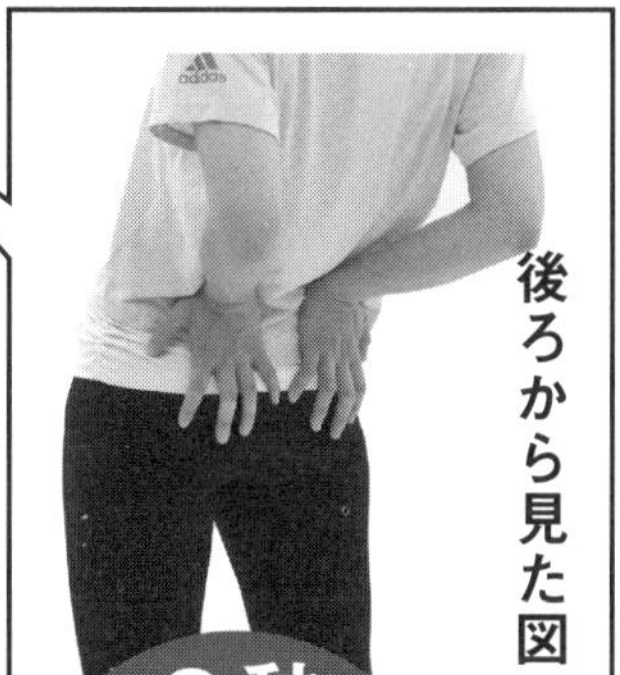

2 仙腸関節の痛む
部位を手で
押し込みながら
腰を反らす

3秒 × 5回 × 朝昼晩

ポイント

無理のない範囲で反らしてください。呼吸を忘れずに。

仙腸関節タイプ②：反らすと痛む場合

ストレッチ
弱

あぐらお尻伸ばし

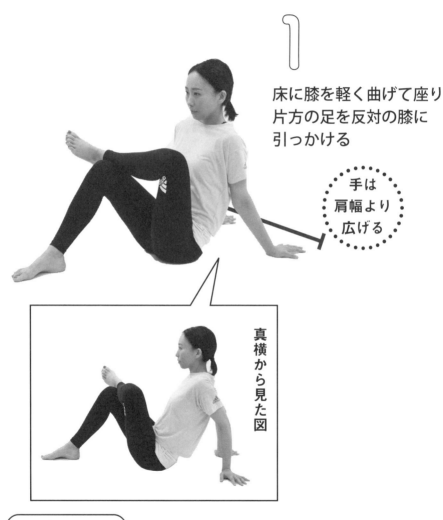

1

床に膝を軽く曲げて座り
片方の足を反対の膝に
引っかける

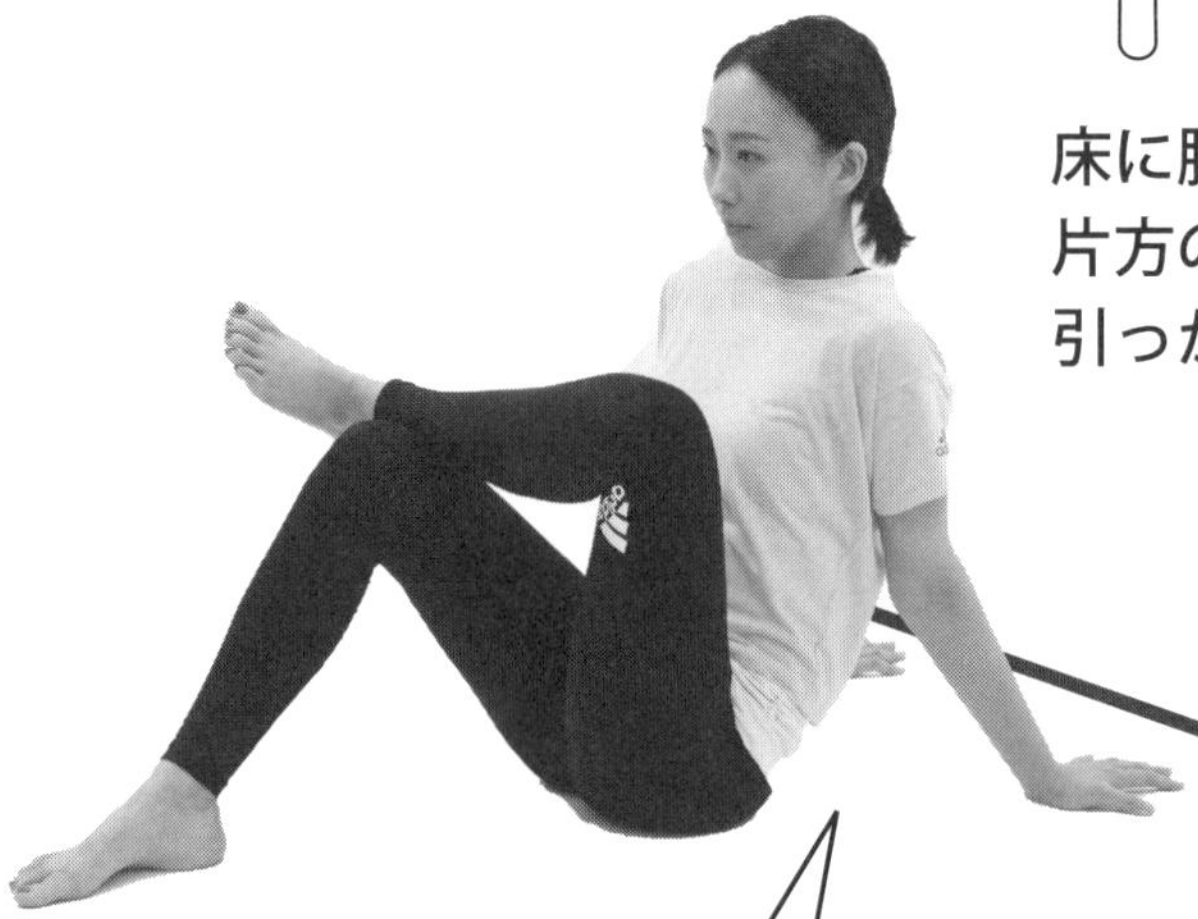

手は
肩幅より
広げる

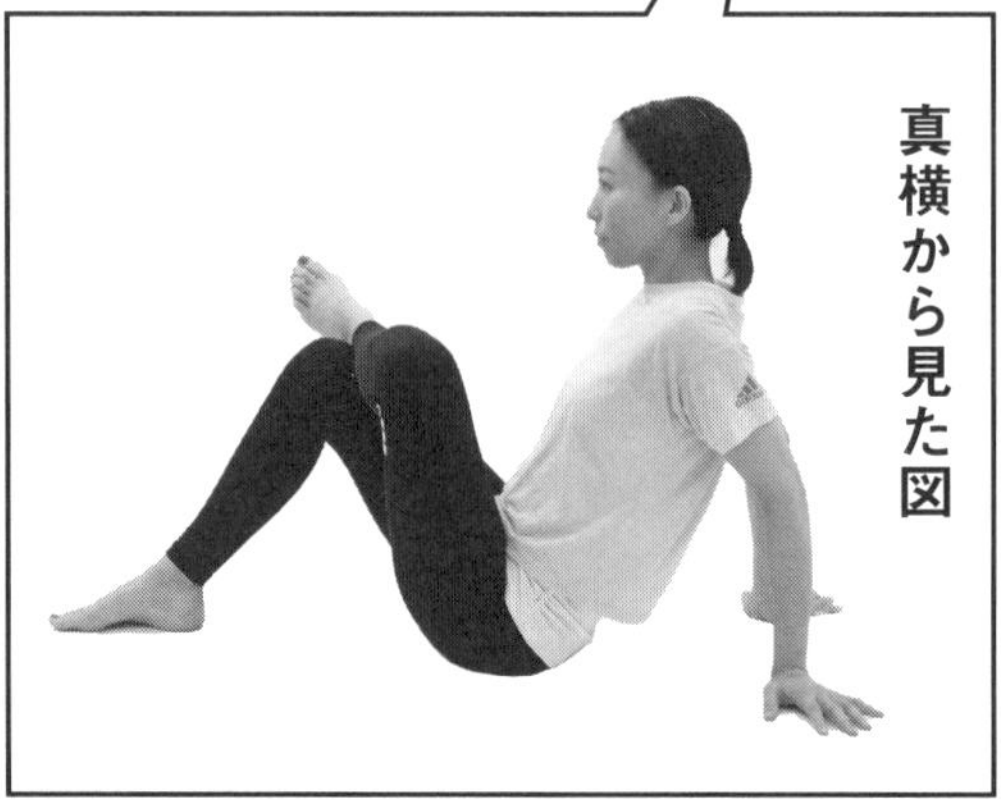

ポイント

症状が出ている方の足を反対の膝に引っかけます。

2 下半身の位置は そのままで 胸を膝に近づける

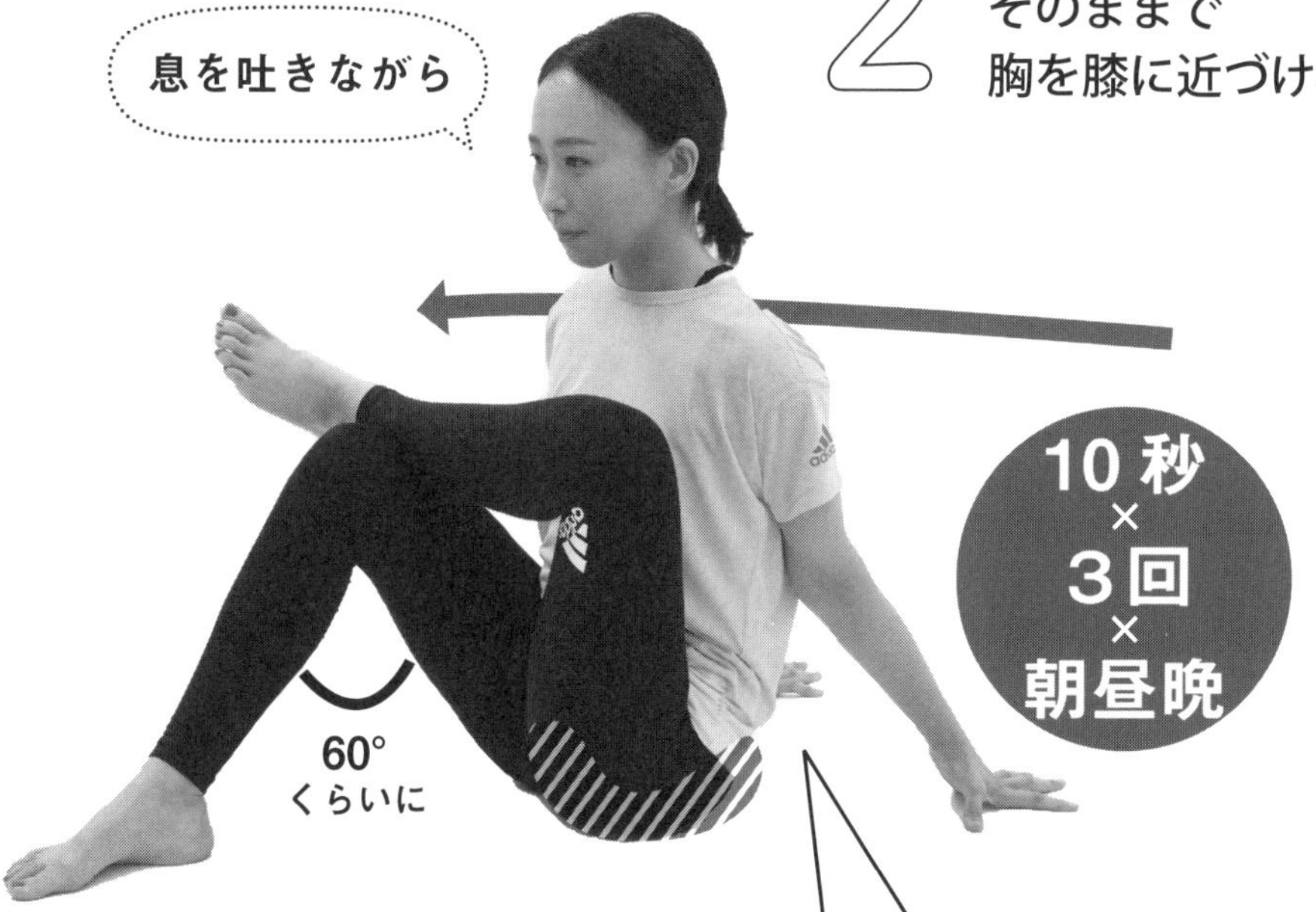
息を吐きながら
10秒
×
3回
×
朝昼晩
60°
くらいに

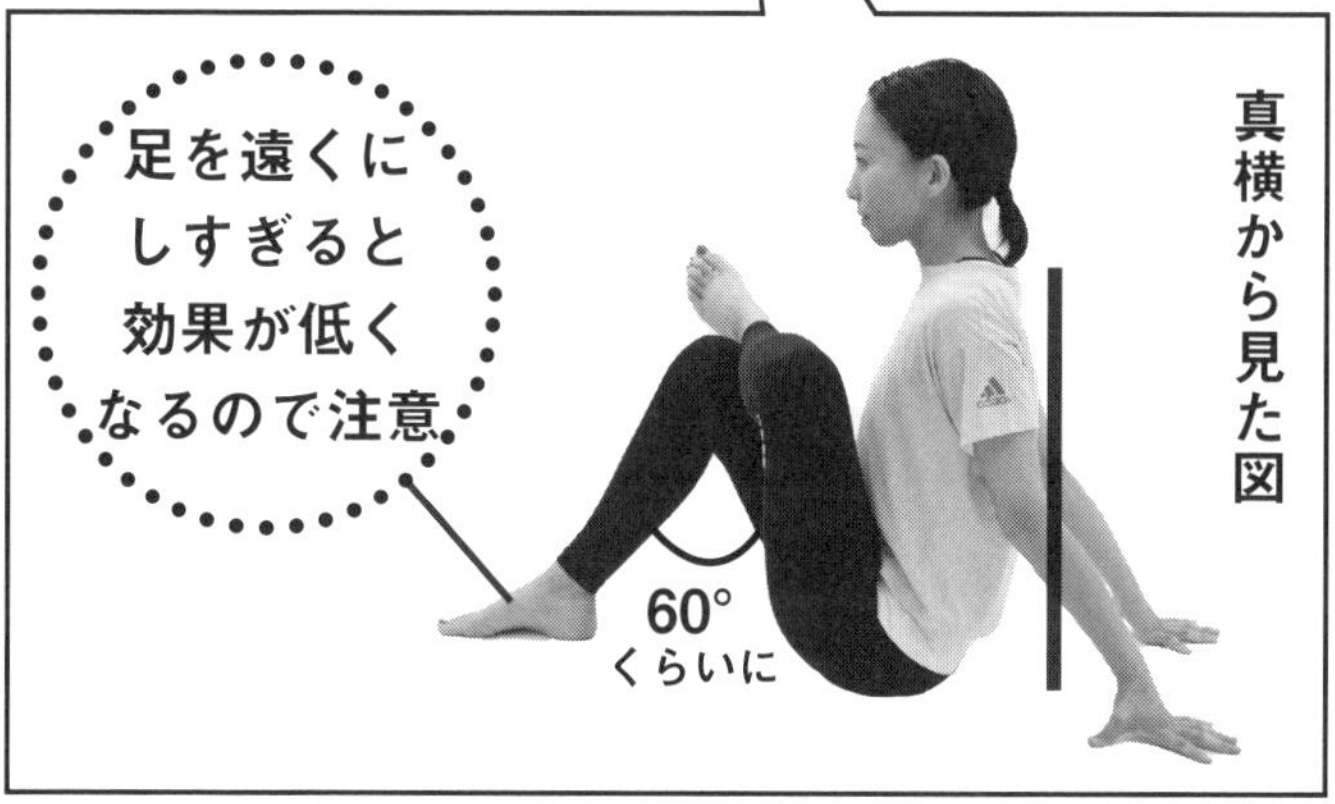
足を遠くに
しすぎると
効果が低く
なるので注意
真横から見た図
60°
くらいに

ポイント

お尻〜太ももの付け根まで満遍なく伸ばしましょう。前に倒すとき、背筋は真っすぐ伸ばしたままにします。

仙腸関節タイプ②：反らすと痛む場合

卍《まんじ》型お尻伸ばし

ストレッチ
強

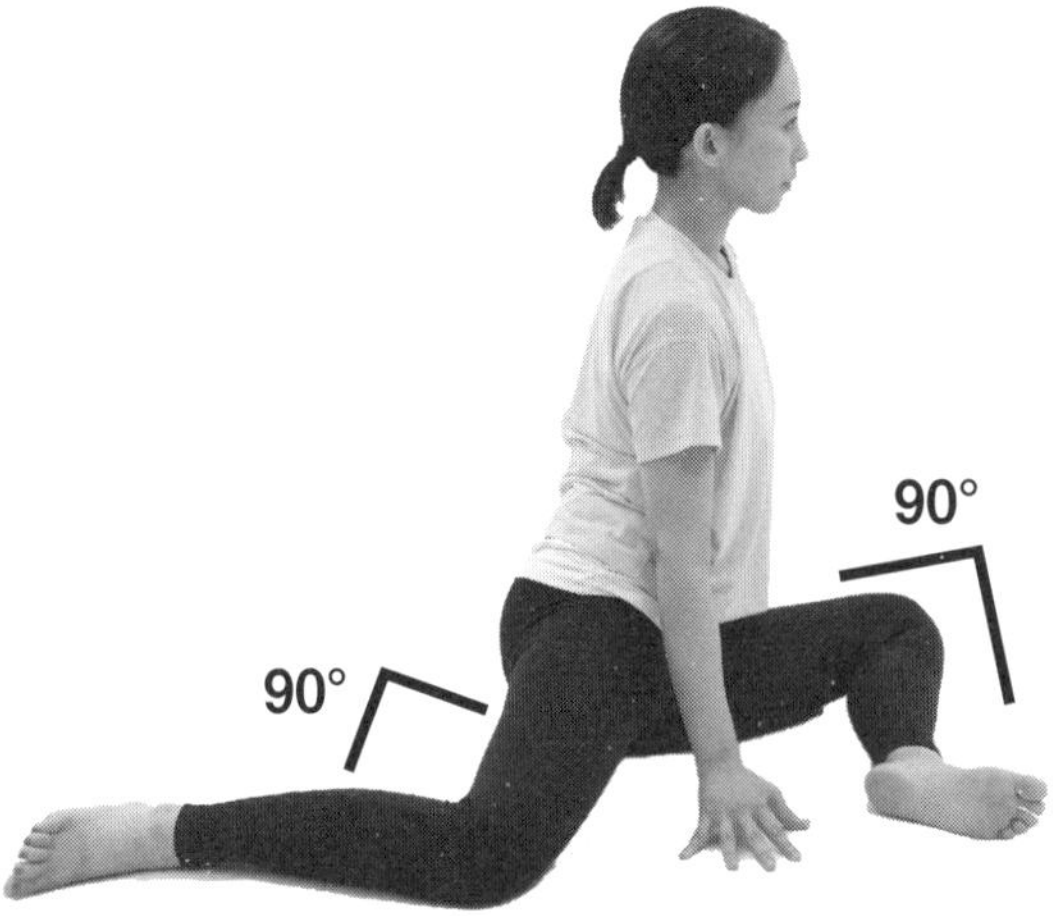

1

足を前後に開き、
それぞれ膝を 90 度に
曲げて座ります

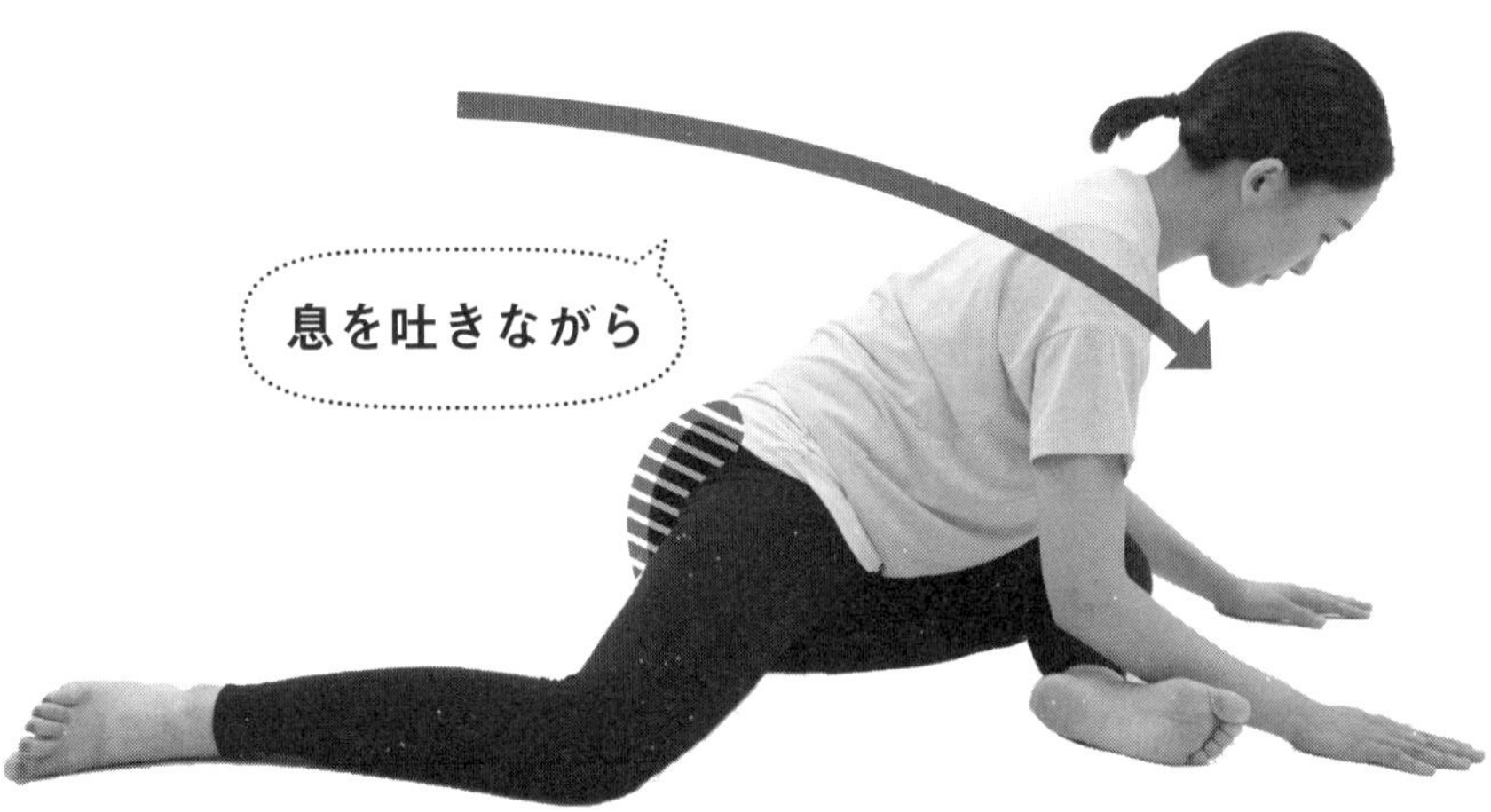

2

前足より遠くに手をつき、
背筋を伸ばしたまま胸を足に近づける

3 2の位置より遠くに肘をつき さらに胸を足に近づける

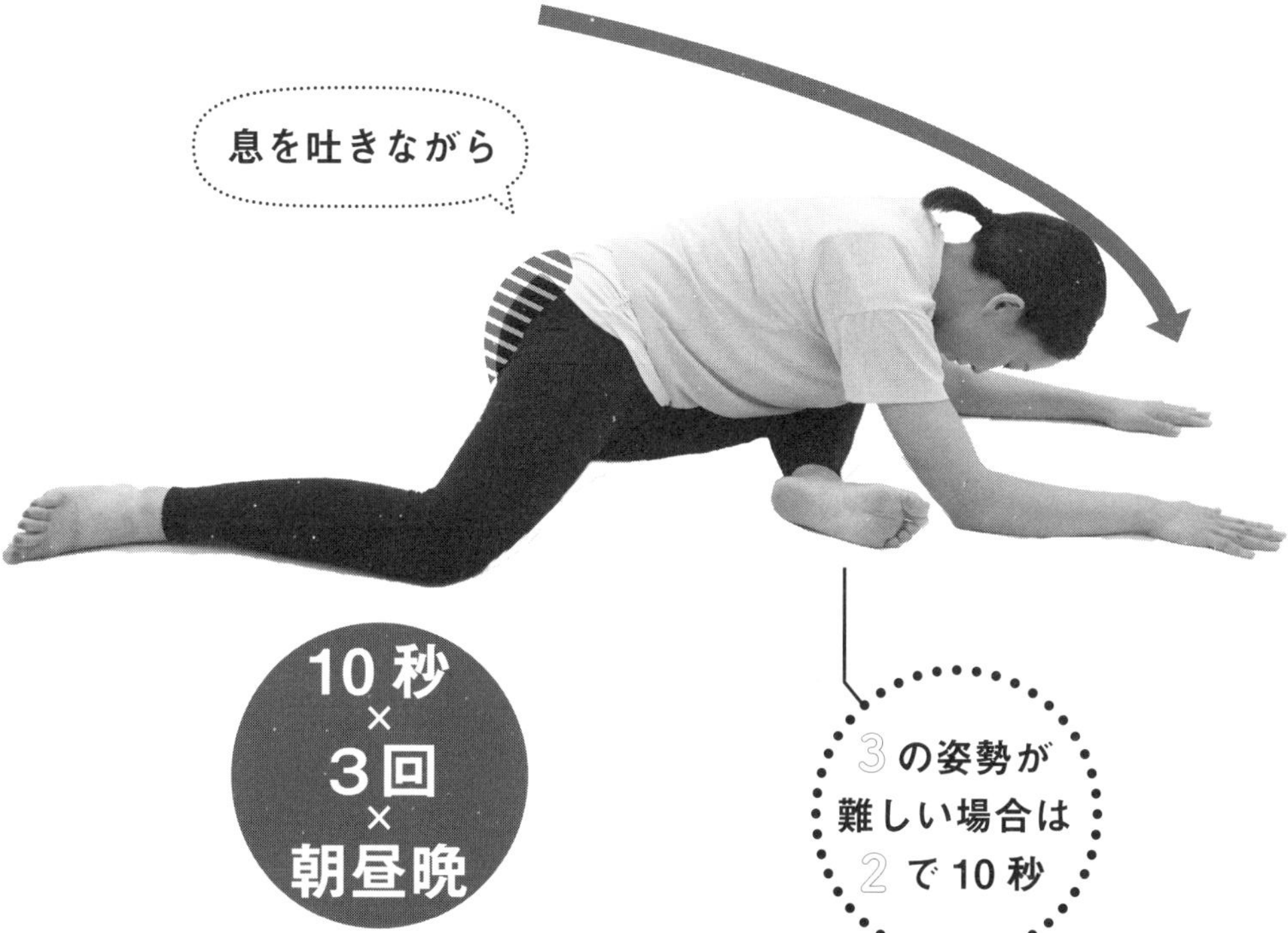

10秒 × 3回 × 朝昼晩

3の姿勢が難しい場合は2で10秒

ポイント

痛みがある方の足を前にして行います。

足を開くのが難しい場合は、決して無理に行わず〈弱〉のストレッチから始めてください。

上体もゆっくりと前に倒すことを意識しましょう。

仙腸関節タイプ③：横にずらすと痛む場合

寝転びお尻伸ばし

ストレッチ
弱

1 仰向けに寝る

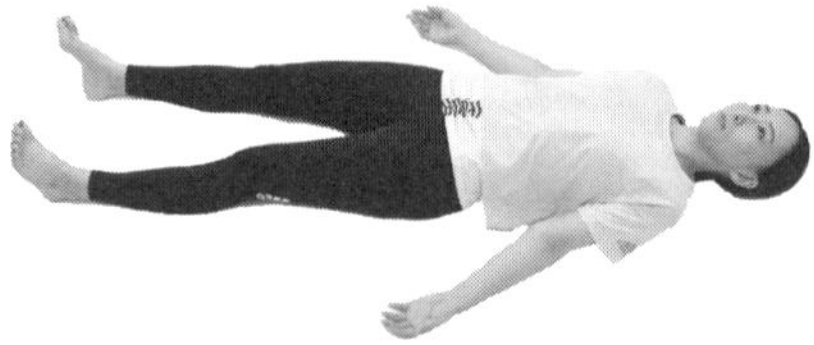

2 片方の膝を反対側の胸に
近づけるように、
斜め上に引っ張る

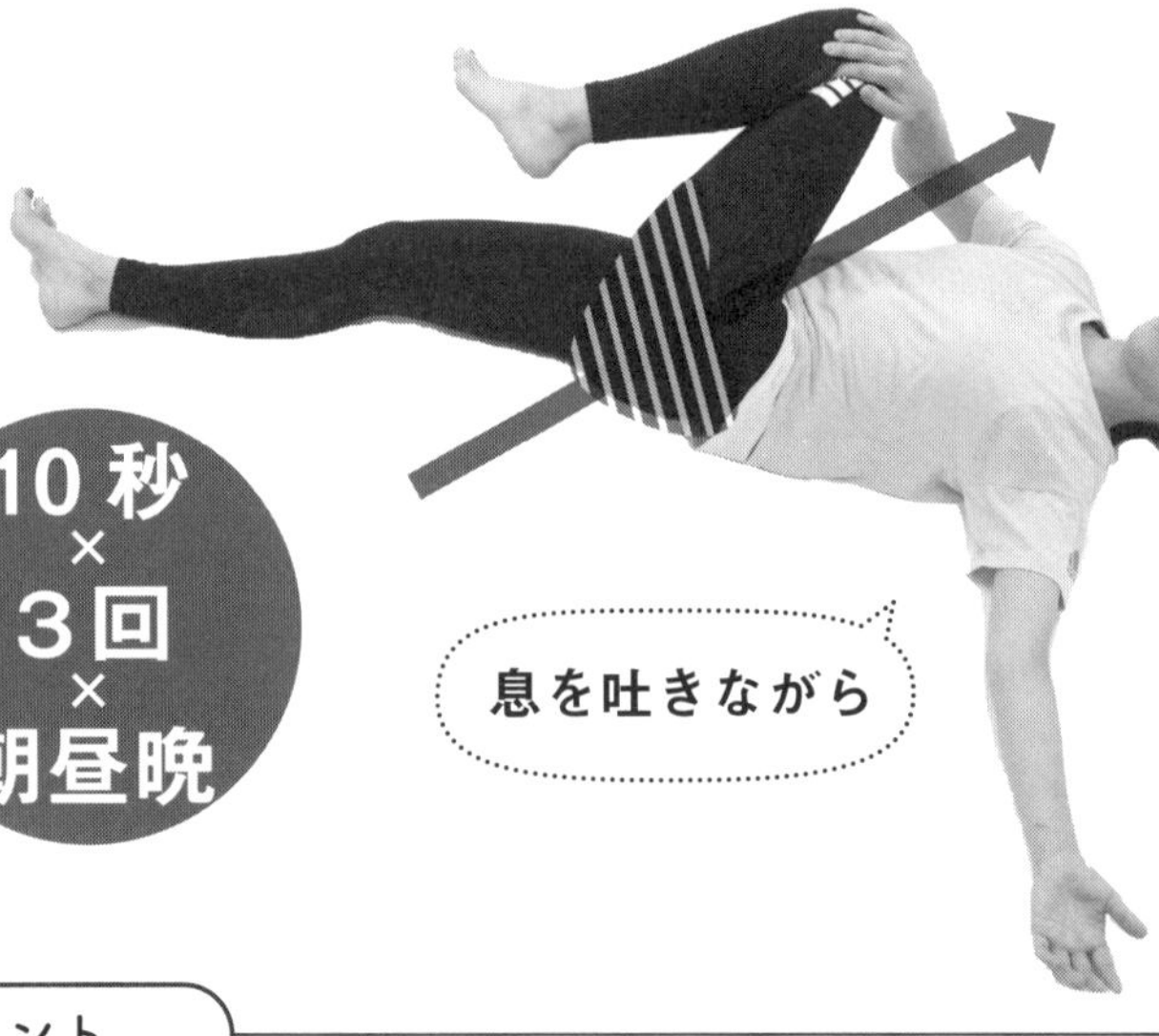

10秒
×
3回
×
朝昼晩

息を吐きながら

ポイント

痛みがある方の足を持ち上げます。お尻全体が伸びればOK。空いている手は真横に伸ばすとバランスが取りやすいです。

ストレッチ
強

テニスボールマッサージ

1 膝を立てて
仰向けに寝る

テニスボールを
用意する

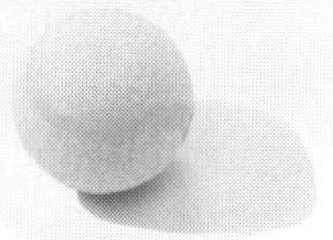

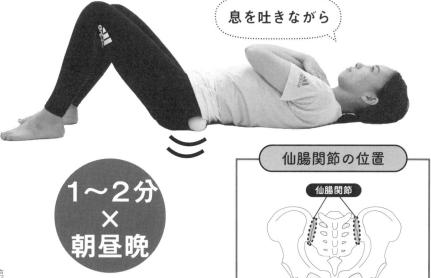

2 痛みがある仙腸関節の位置に
テニスボールを当てて
小刻みに動かす

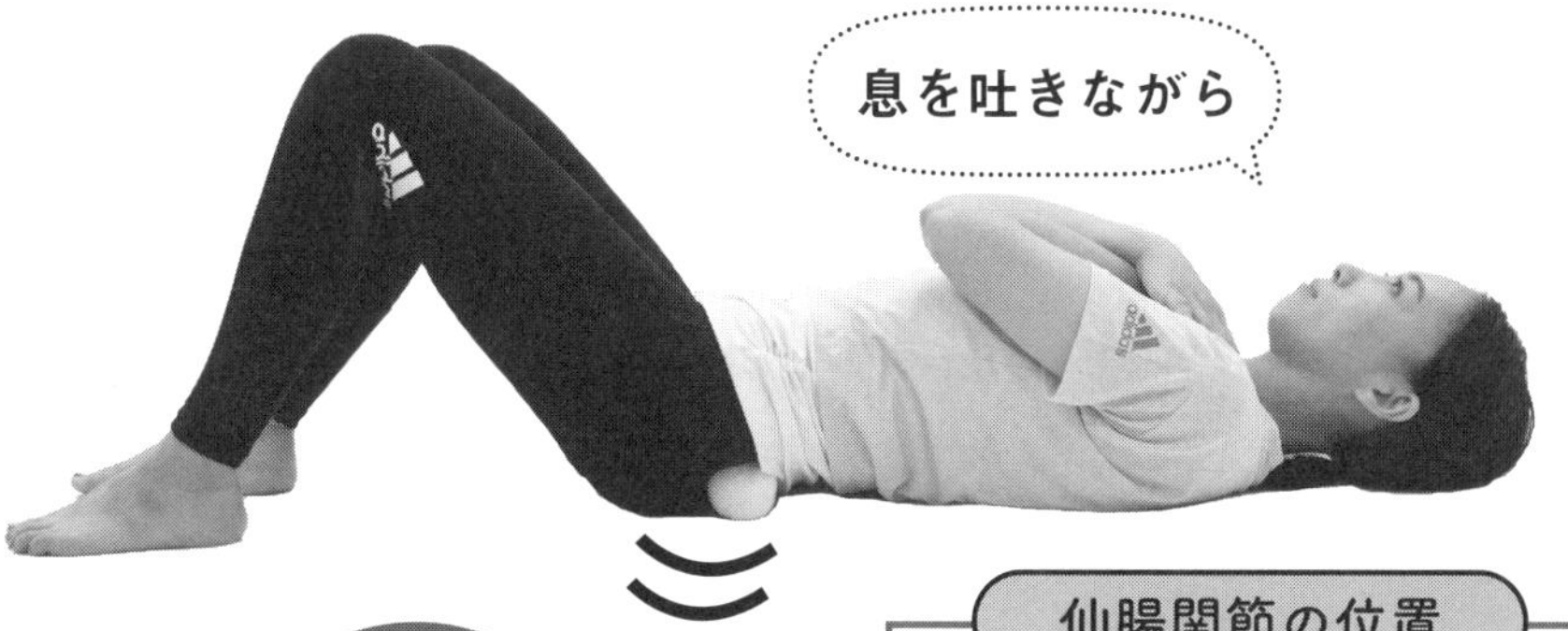

**1〜2分
×
朝昼晩**

仙腸関節の位置

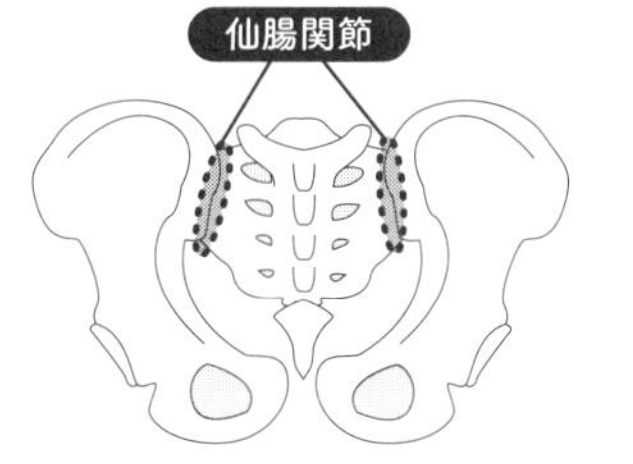

ポイント

**仙腸関節の痛む部分に直接力を加えます。

この姿勢でテニスボールを使って圧迫するだけでもそれなりに力が加わるので、無理に強く行わず「痛気持ちいい」くらいでコロコロ転がしてください。**

仙腸関節タイプ④：ひねって反らすと痛む場合

膝抱えお尻伸ばし

ストレッチ
弱

1 仰向けに寝る

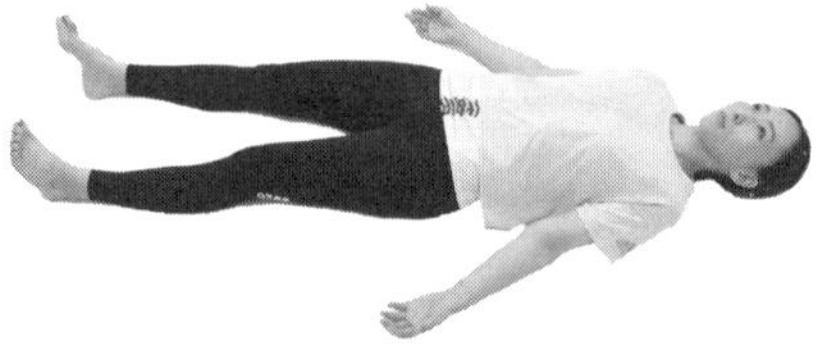

2 片方の膝を両手で抱え
胸に近づける

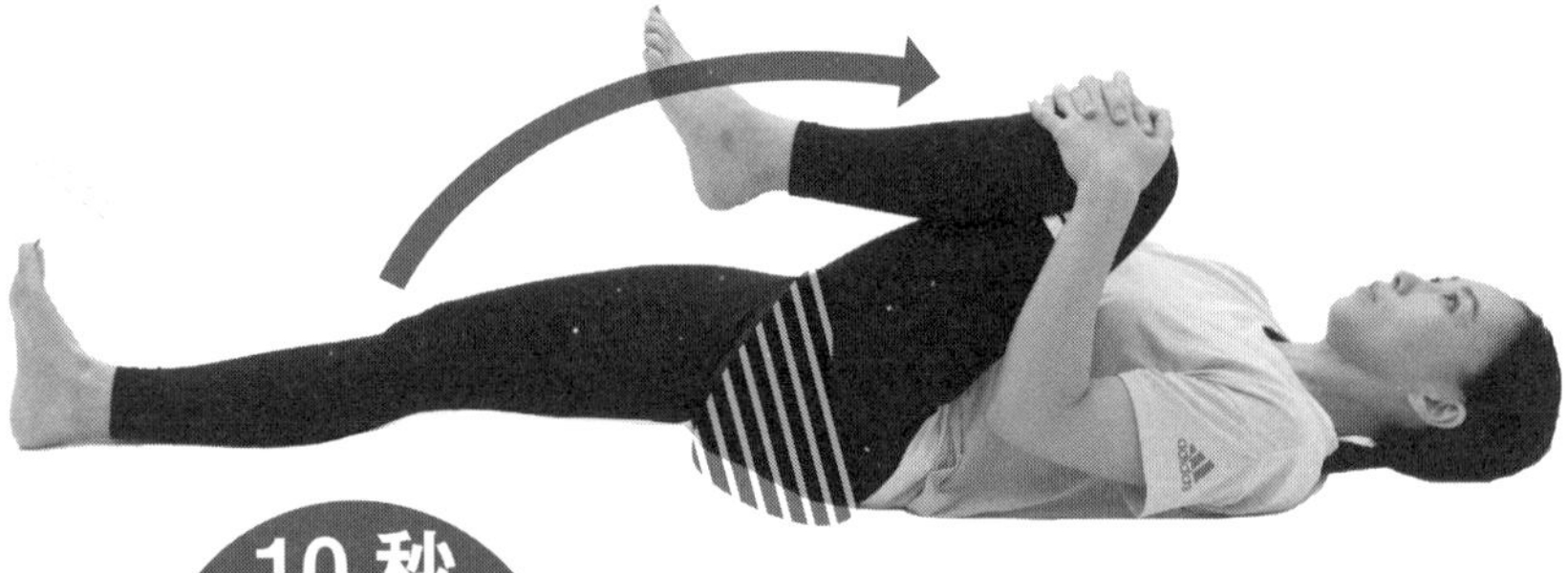

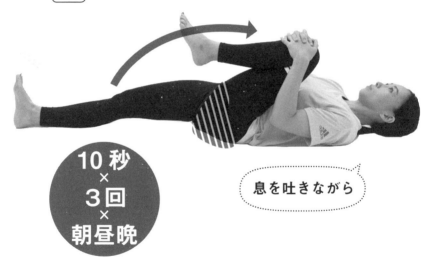

10秒
×
3回
×
朝昼晩

息を吐きながら

ポイント

痛みがある方の足を持ち上げます。
お尻全体が伸びればOK。

ストレッチ
強

猫伸びストレッチ

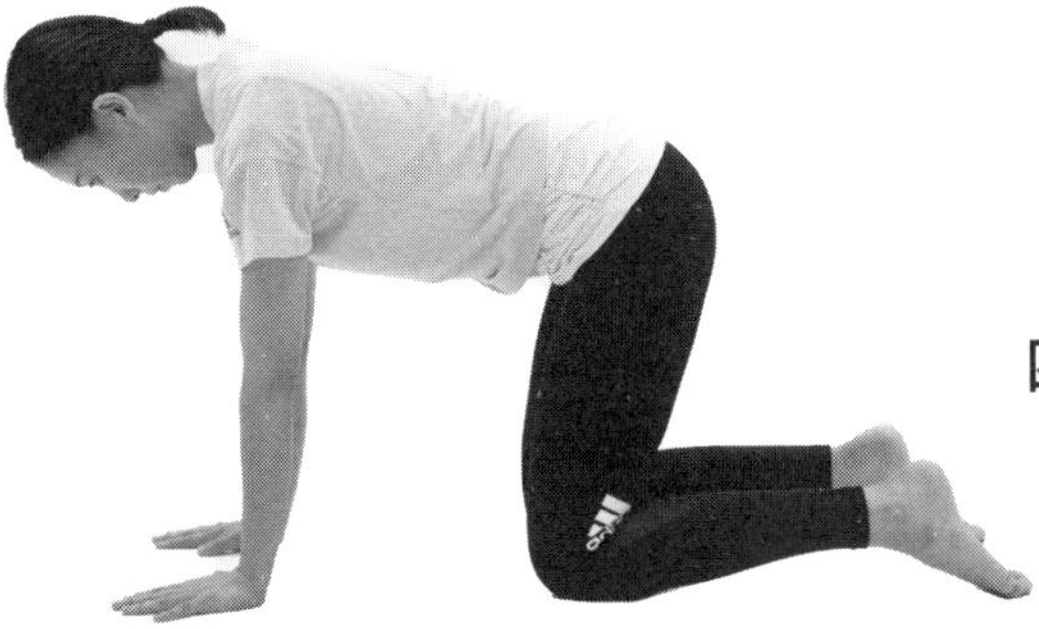

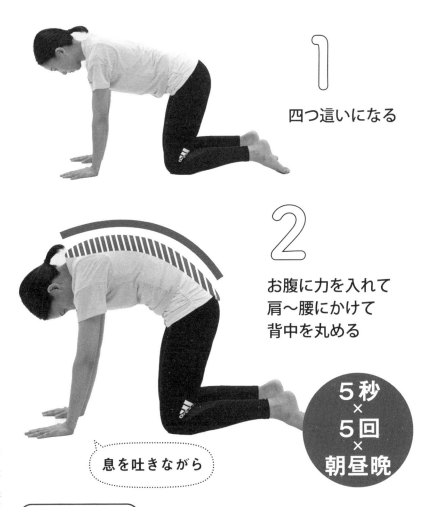

1

四つ這いになる

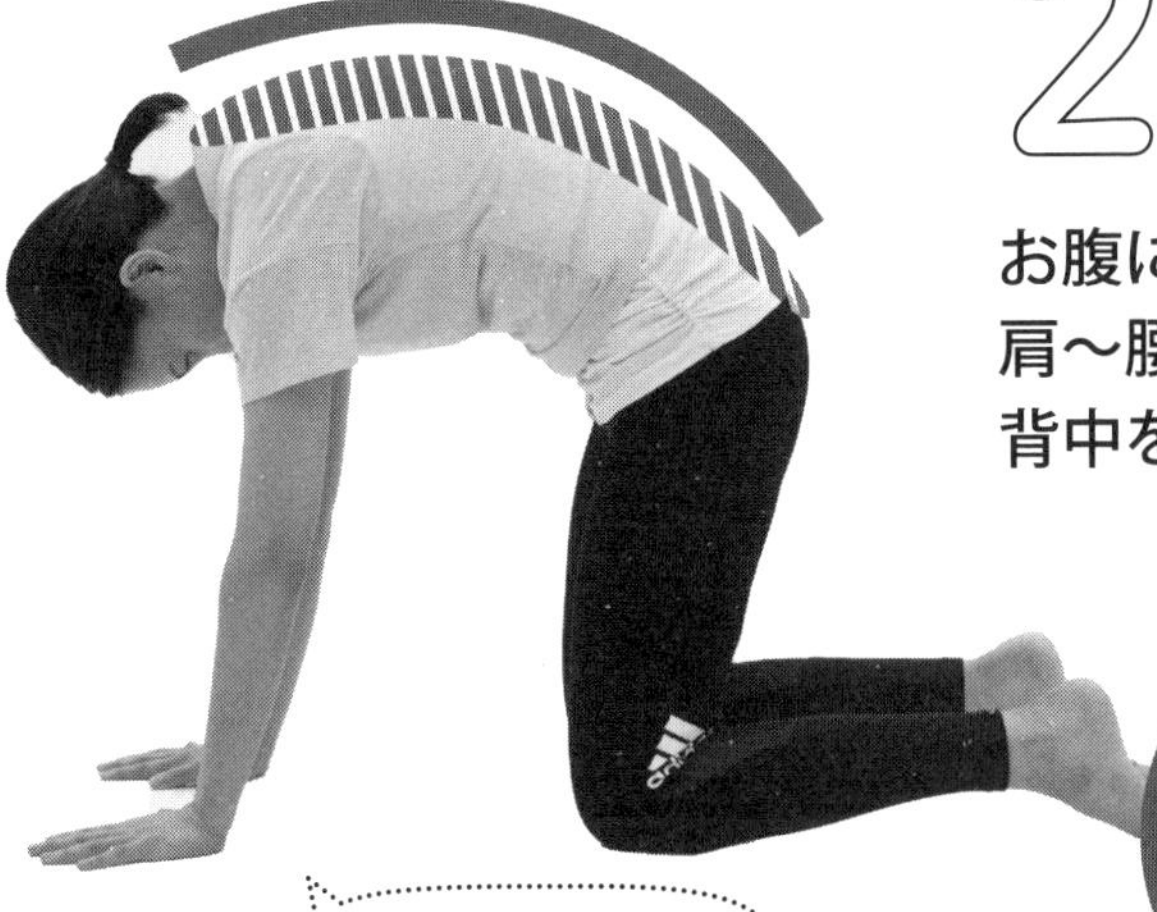

2

お腹に力を入れて
肩〜腰にかけて
背中を丸める

息を吐きながら

5秒
×
5回
×
朝昼晩

ポイント

背中を丸めるストレッチの前に、右ページのストレッチもセットで行うとより効果的です。

へそをのぞき込むようにすると背中が丸まりやすいです。

4章

末梢タイプのセルフケア

効果的なセルフケアのために

本章では、下肢に生じるしびれ・痛みそのものにアプローチする「末梢タイプ」のケアをご紹介していきます。

1章でも書きましたが、下肢の症状は上流には問題がなく、下流に原因がある場合があります。**筋肉が硬結して血流が悪くなっていたり、硬結によって周辺神経に悪影響が出ている可能性**が考えられます。筋肉へのケアと神経へのケア、それぞれ1つずつ紹介していきますのでセットで行ってください。

その前に、セルフケアを行ううえでの注意点を4つお伝えします。

①ストレッチは「筋肉」→「神経」の順番で

筋肉へのアプローチは、言うなれば**「点」**です。凝り固まっている部分を狙い撃ちしてほぐすイメージで行います。硬結によるしびれ・痛みが二次的に体の疲れを誘発していることもあるので、まずこれを解消するねらいです。

その後で神経へのアプローチを行いますが、神経は**つながった1本の紐**ですから、「全体をのばす」イメージでリラックスしながら行うと良いでしょう。

②「筋肉」はやや強めに、「神経」は優しく

アプローチの強度はそれぞれ異なります。これは守らないとかえって悪影響を及ぼすこともあるので、確認のうえ行っていただきたいと思います。

筋肉は、思っているよりも「やや強め」にマッサージしてください。なぜかというと**筋肉内の硬結は体の奥の方にあるため、少しの力では狙ったところまで適切に圧が加わりません。**「強め」の程度ですが、多少の痛みを伴うくらいなら問題ありません。痛みを我慢するくらい強く行う必要はありませんが、固まっている筋肉のコリをほぐすイメージで行いましょう。

やや強めのマッサージを行うとビリっとくるしびれ・痛みを感じるかもしれませんが、これは効いている証拠です。続けるうちに硬結がほぐれて症状が改善しますので、怖がらずに続けていただきたいと思います。

普段行わないことをするので、翌日にもみ返しがくることもありますが、その場合は無理に続けずに痛みが落ち着くまでマッサージはお休みしてください。再開するときは、マッサージの強さを軽めにしてあげましょう。

一方、神経のストレッチは「優しくのばす」、これが鉄則です。強い方が効くということはありません。**強く行い神経を伸ばしすぎると、かえって神経を痛めるリスクがある**ため、「気持ちいいな〜」と感じる程度で行いましょう。

ストレッチを行っているときに強いしびれ感が見られる場合、ストレッチの強度をゆるめたり、一度ストレッチを休んで様子を見てください。強度をゆるめたストレッチでしびれ感が改善するなら、その強度で続けるようにしましょう。それでもしびれ感がぬぐえない場合は、ストレッチはお休みして筋肉へのアプローチのみを行います。

③隣接部位もケアするとさらに効果的

たとえば、日常的に太ももの裏の一部に症状があるとします。太ももの裏のマッサージ・ストレッチを続けても、あまり良くなっている感覚が得られないという人も中にはいらっしゃると思います。

その際は、隣接する部位を同様にケアしてみてください。この例だと、お尻やふくらはぎとなります。**体はすべて一続きになっているため、隣り合う部位をケアすることで症状が緩和されることもあります**。

また、自分が痛い・しびれていると感じている部位をケアして症状が改善されたという方も、余裕があれば隣接部位のケアを行ってみてください。同様の理由から、症状の改善にさらに効果的です。

④ケアを行うときは呼吸を忘れずに

基本的なことにはなりますが、ストレッチやマッサージを行っている間は「呼吸」を忘れないようにしてください。

ゆっくり深く呼吸をしながら、リラックスした状態で臨めるのがベストです。正しく行おうとしたり、痛みを耐えていたりするとついつい息を止めて力が入った状態になりがちです。**ケアを始める直前に、一往復ほど深呼吸をして呼吸のリズムを作ってから臨むなど、リラックスした状態で行ってください。**

最後に、繰り返しにはなりますが、マッサージやストレッチをしながら症状が悪化している、痛みが強くなるといった場合はケアを中止してください。

マッサージの圧はご自身の症状の変化を確認しながら行いましょう。

①お尻：筋肉アプローチ

テニスボールマッサージ

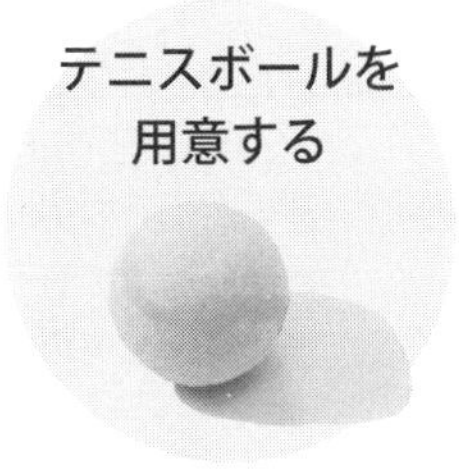
テニスボールを
用意する

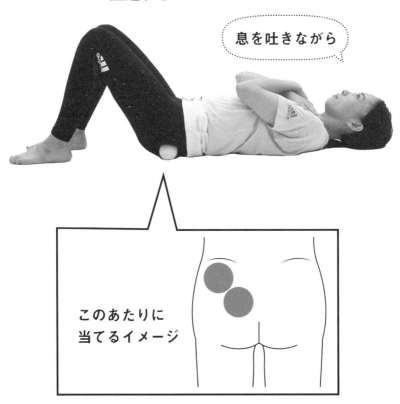

1 仰向けに寝る

2 痛みがある側のお尻の上の方に
テニスボールを当てて
圧迫する

息を吐きながら

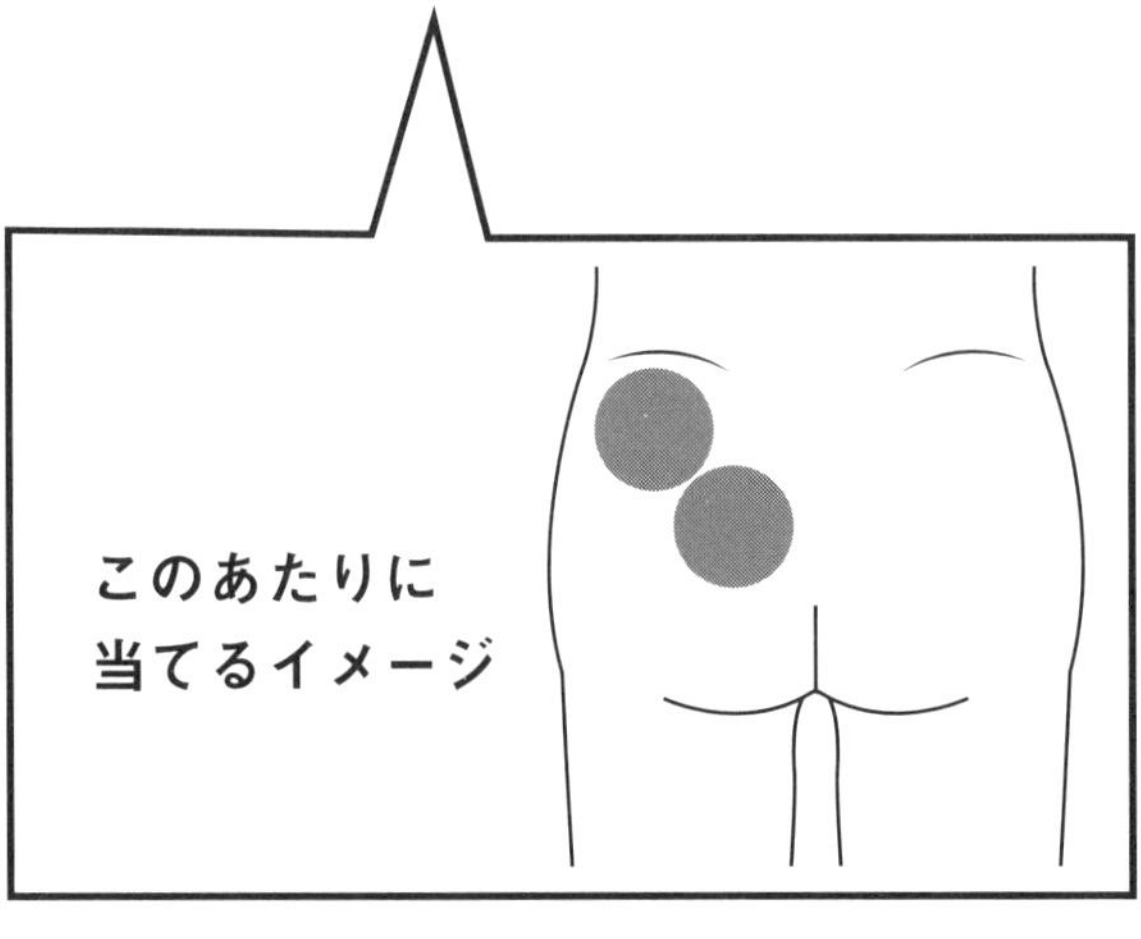
このあたりに
当てるイメージ

3 体勢を少しずつ変えながら、圧迫したり上下左右に転がしたりする

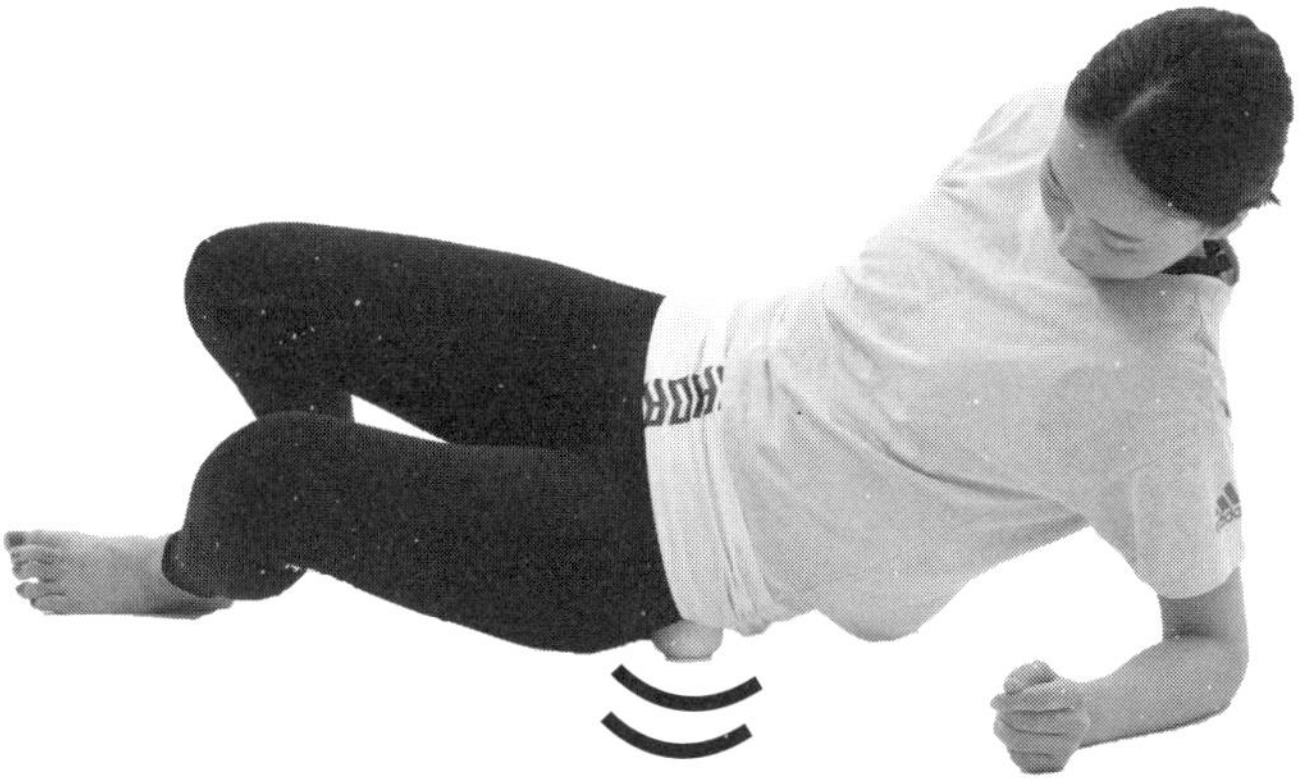

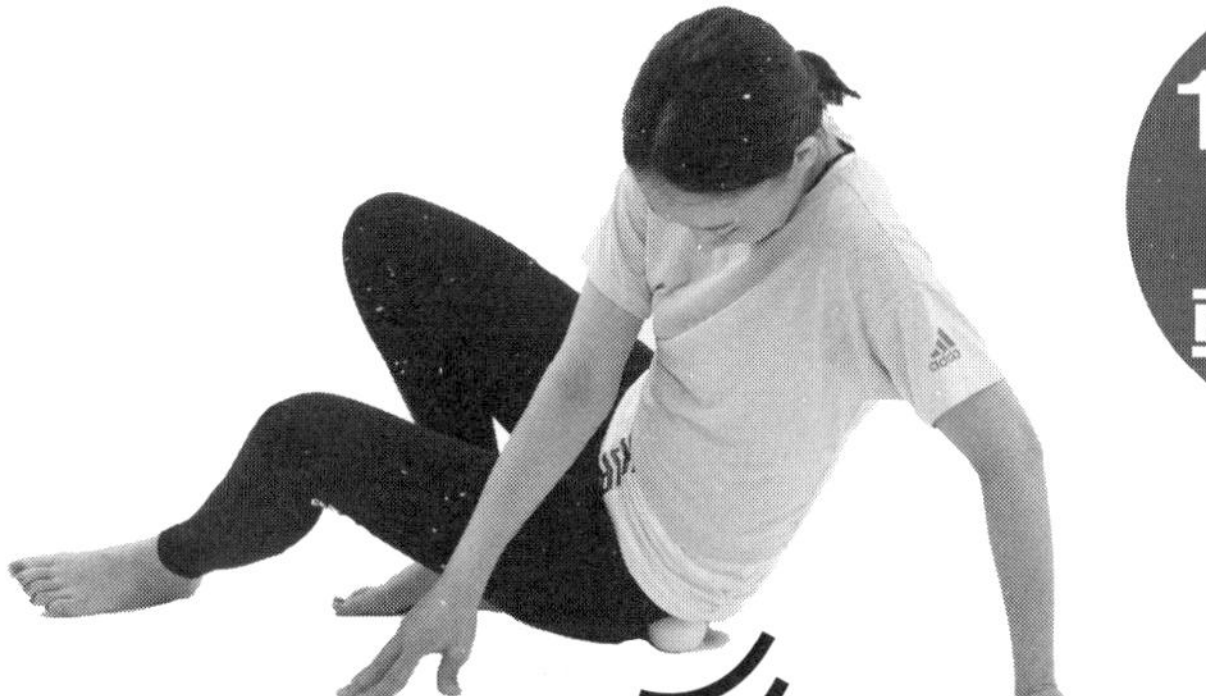

1〜2分 × 朝昼晩

ポイント

お尻の中央〜上部あたりを圧迫するのがポイントです。ビリっとしたしびれ・痛みを感じるかもしれませんがしばらく続けて硬結をほぐしてあげましょう。

①お尻：神経アプローチ

お尻伸ばしストレッチ

1 椅子に座り
片方の足を反対の膝に
乗せる

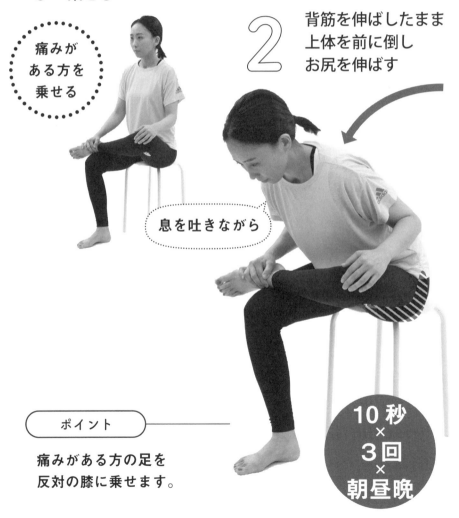

痛みが
ある方を
乗せる

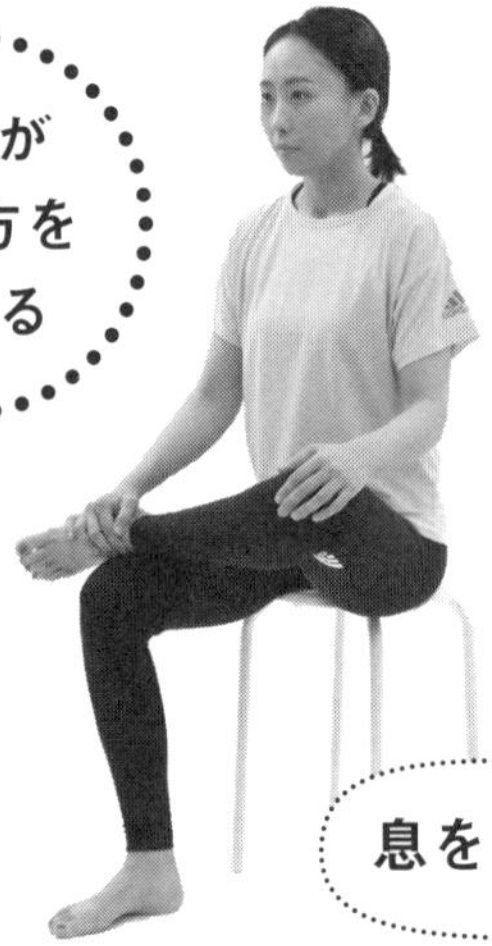

2 背筋を伸ばしたまま
上体を前に倒し
お尻を伸ばす

息を吐きながら

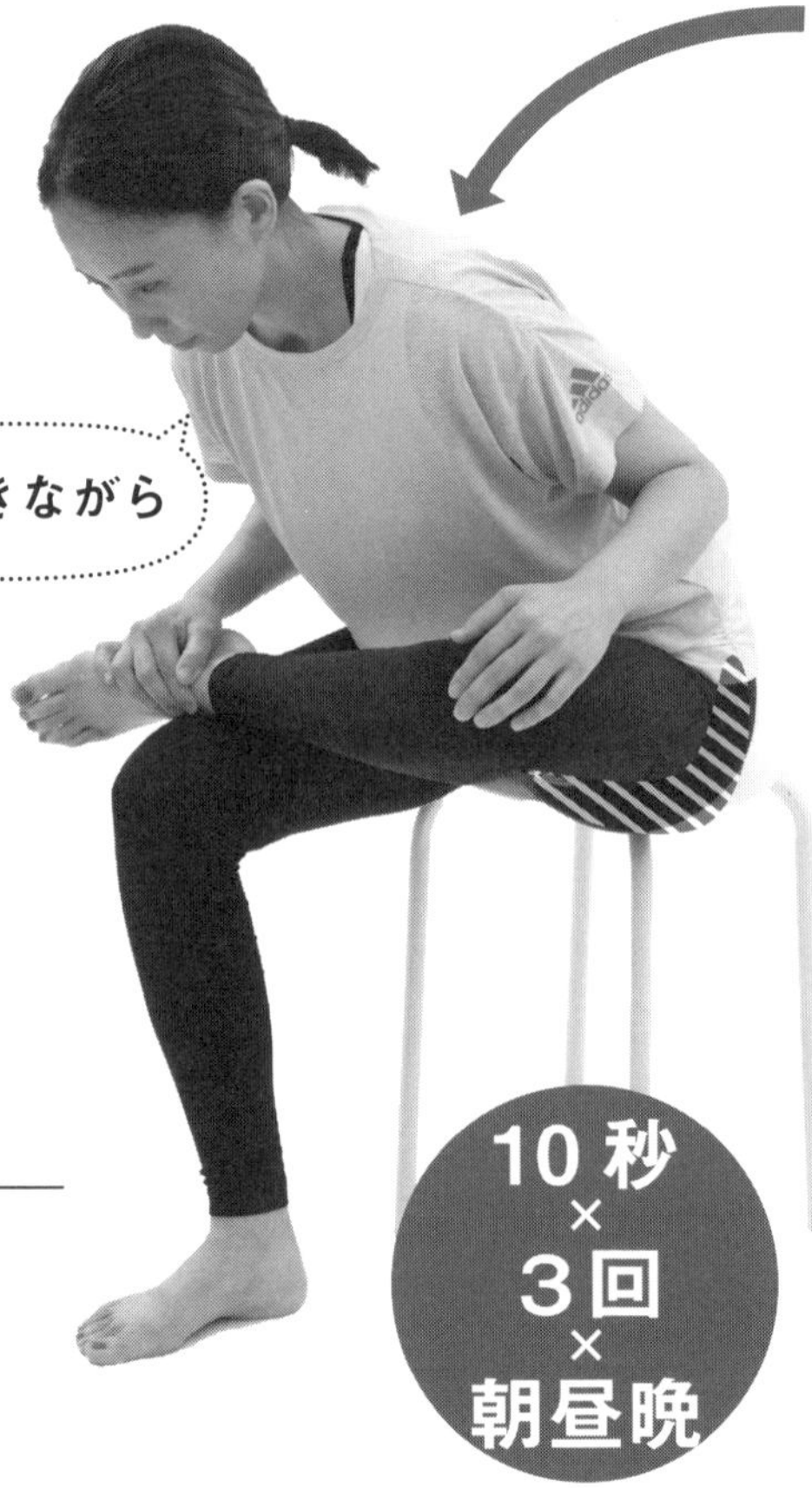

ポイント

痛みがある方の足を
反対の膝に乗せます。

10秒
×
3回
×
朝昼晩

寝転びお尻伸ばし

1 仰向けに寝る

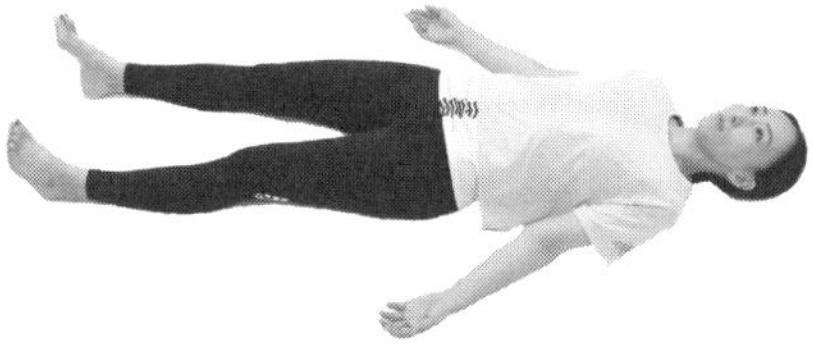

2 片方の膝を反対側の胸に
近づけるように、
斜め上に引っ張る

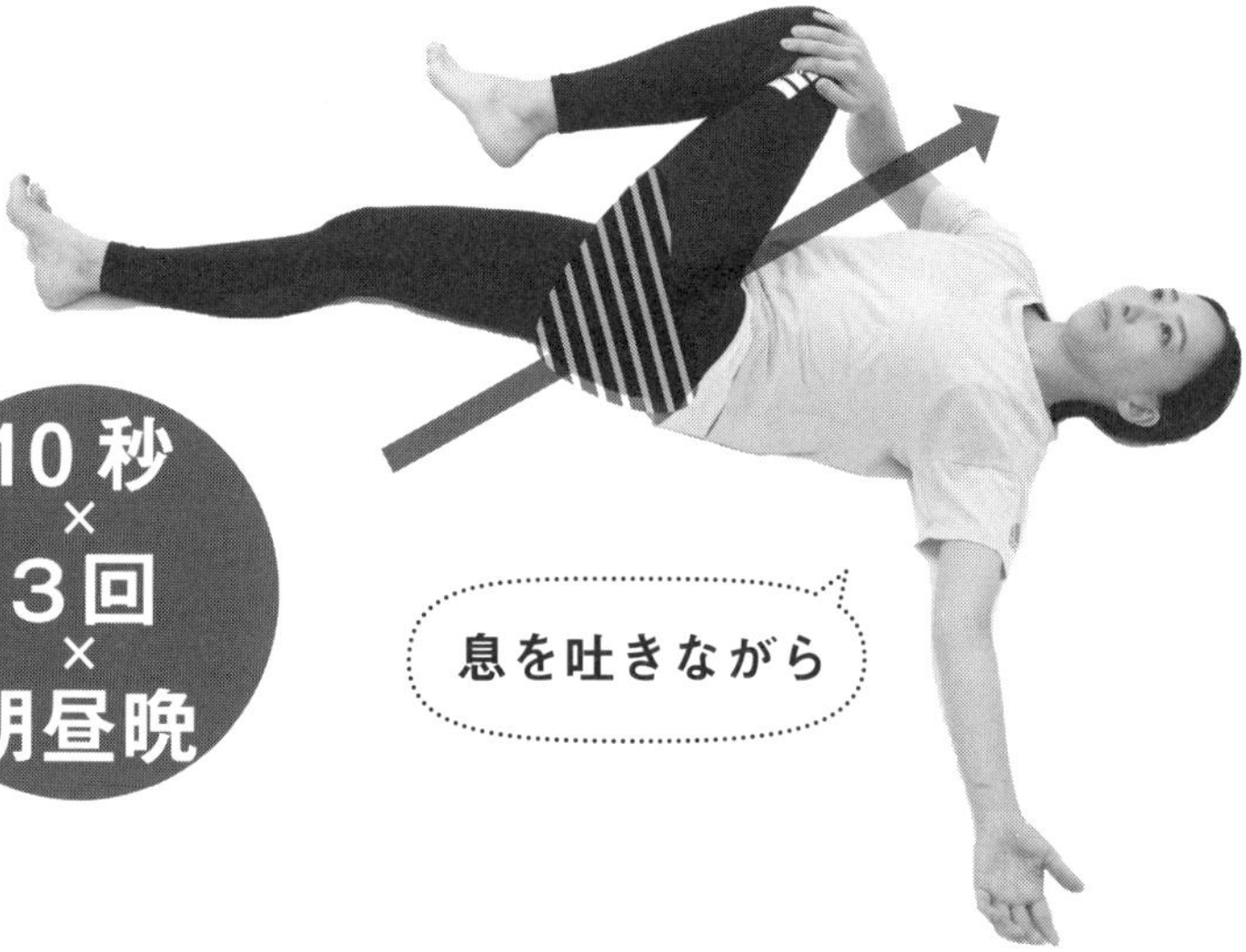

10秒
×
3回
×
朝昼晩

息を吐きながら

ポイント

痛みがある方の足を持ち上げます。お尻全体が伸びていればOK。空いている手は真横に伸ばすとバランスが取りやすいです。

②前もも：筋肉アプローチ

ラップの芯ほぐし

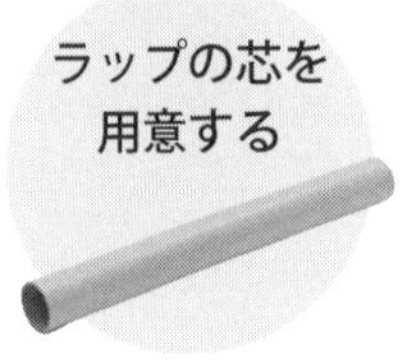
ラップの芯を
用意する

1 ラップの芯や
硬さのある棒を使って
前ももに力を加える

膝の方

足の
付け根

1〜2分
×
朝昼晩

やや
外側

やや
内側

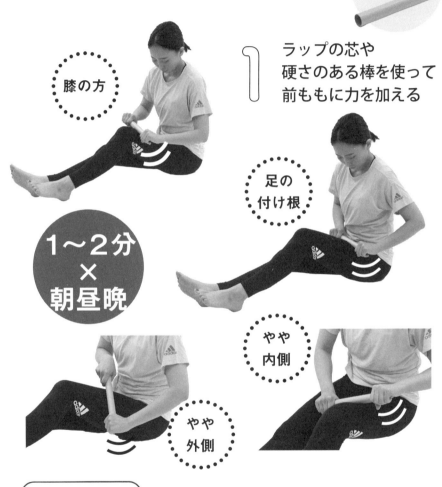

ポイント

一部分だけでなく、足の付け根から膝までの範囲を満遍なく行います。ももの前側は全体的に行いたいので、やや外側・やや内側もほぐしましょう。

筋膜つまみ

1 右ページで圧迫した部位の皮膚を
手でつまんで引っ張り、10 秒ほど横に揺らす

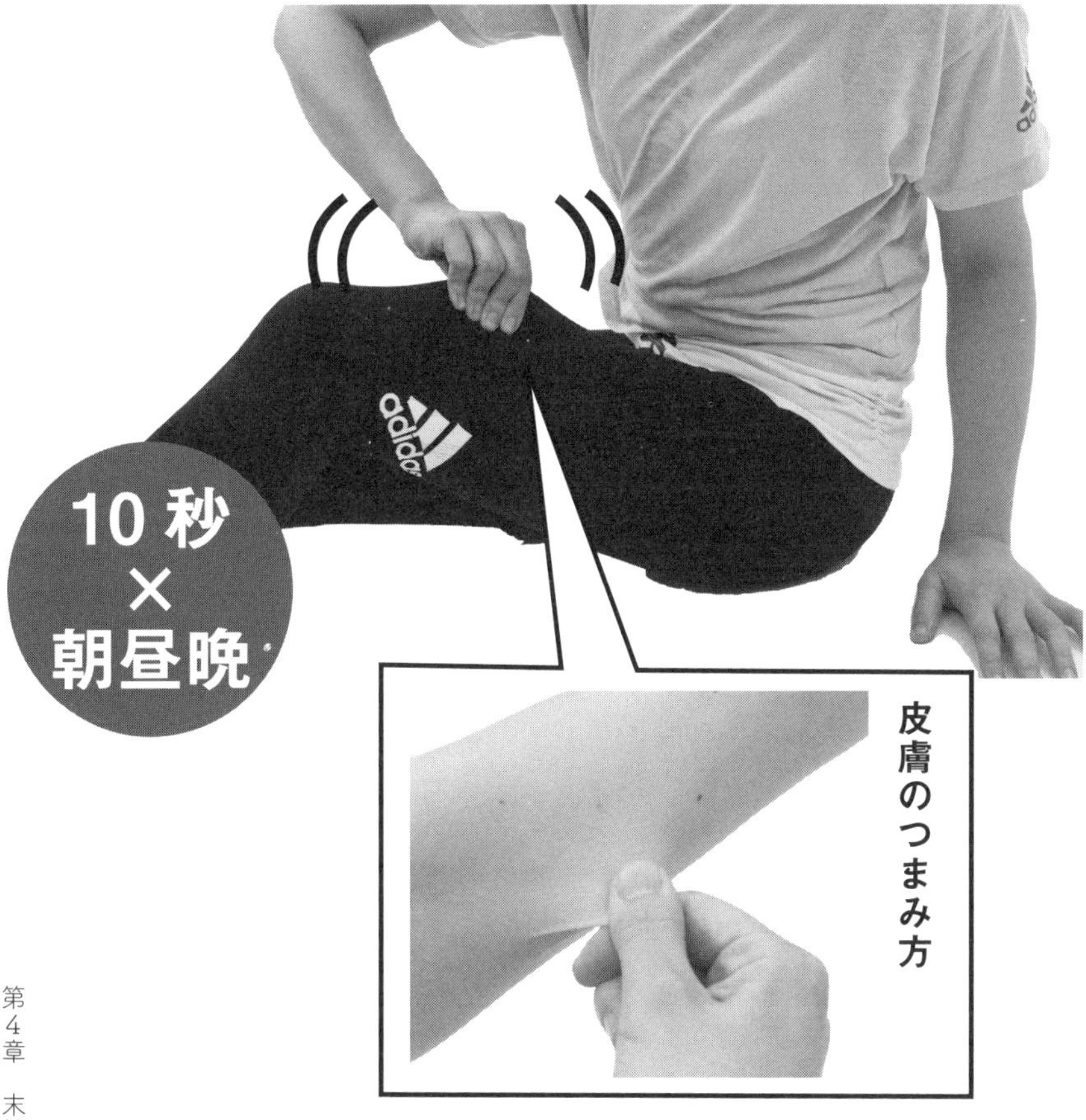

ポイント

前ももの皮膚が硬くなっている場合、皮膚だけをつまむことが難しいかもしれません。そのときは少し大きく“つかむ”ようになってもOKです。

②前もも：神経アプローチ

前もも伸ばし（立）

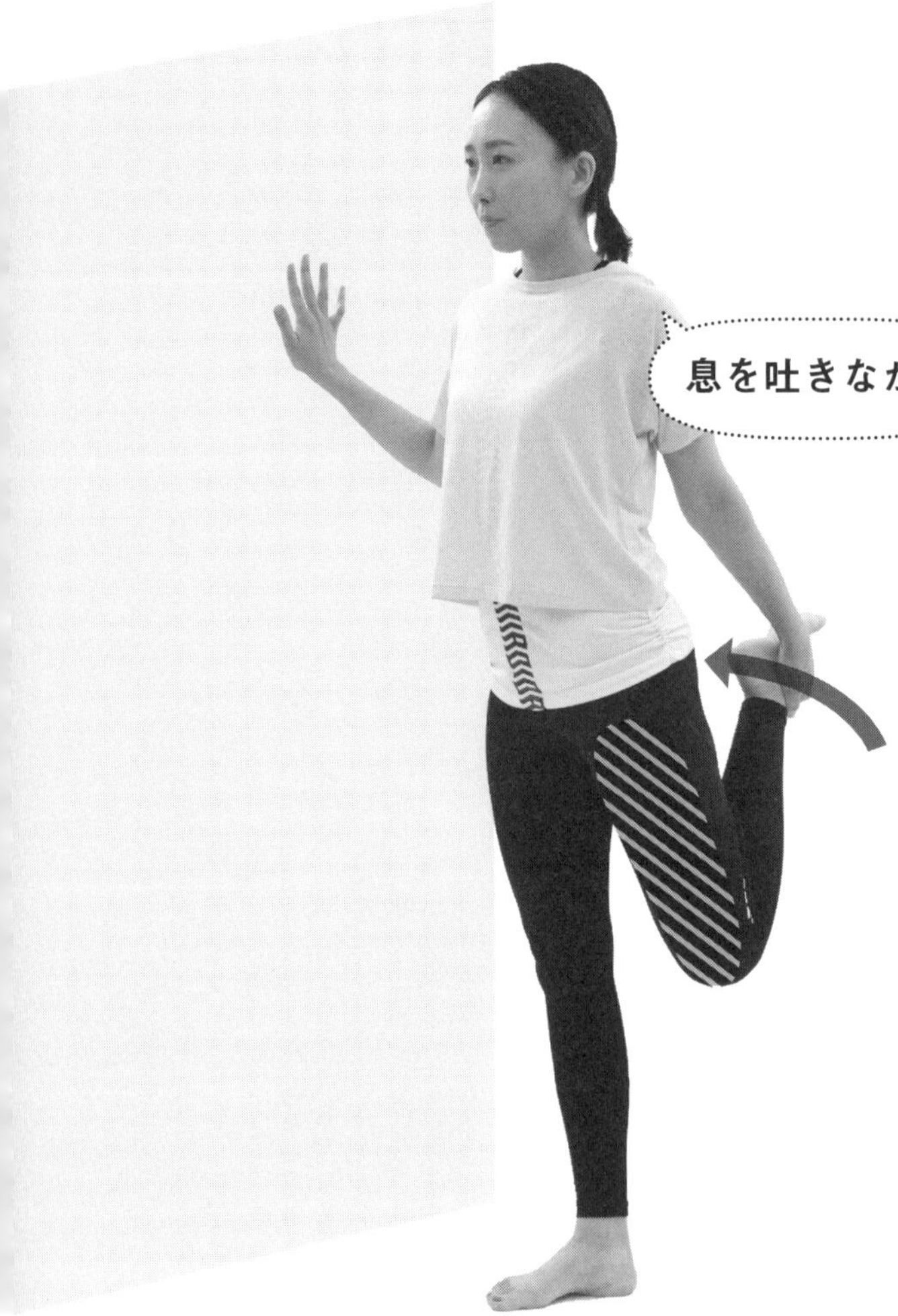

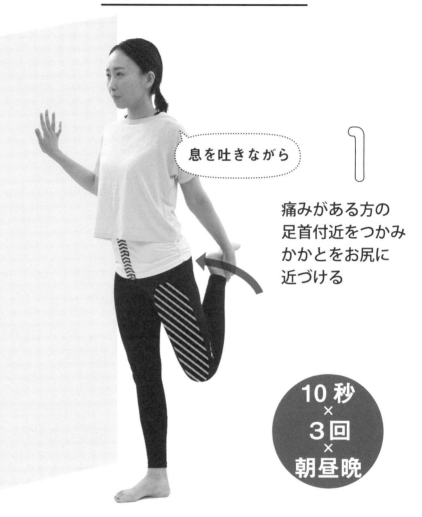

1

痛みがある方の
足首付近をつかみ
かかとをお尻に
近づける

10秒×3回×朝昼晩

ポイント

膝を後ろに引くようにすると前ももがさらに伸びますが、強く行い過ぎないようにしましょう。また、壁などに手をついて、転倒に注意してください。

前もも伸ばし（寝）

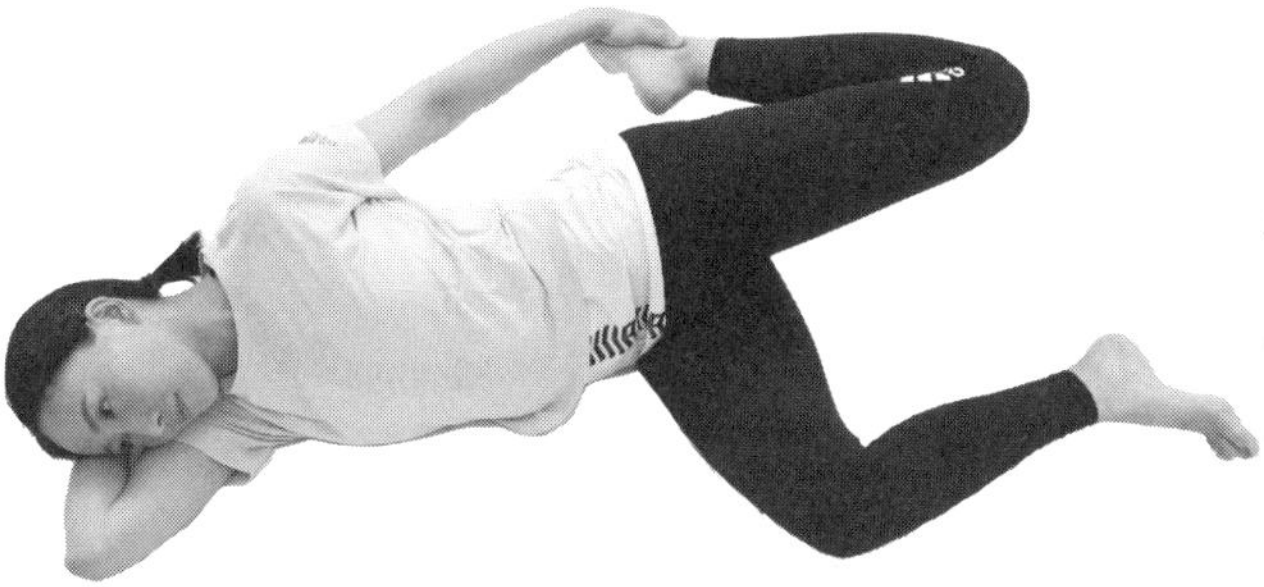

1

痛みがある側を
上にして横になり、
足先をつかむ

2

足首をお尻側に
引っ張り
前ももを伸ばす

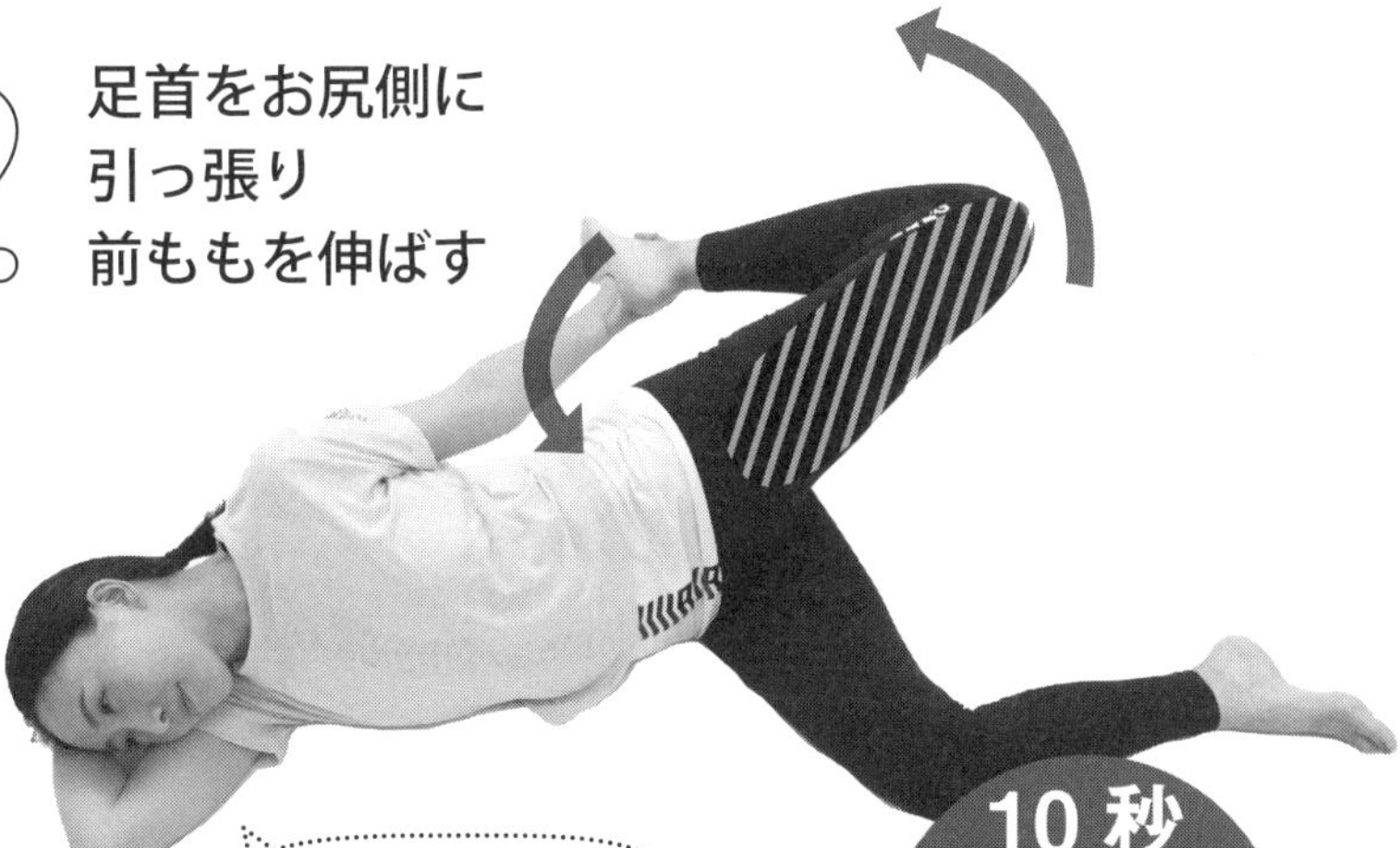

息を吐きながら

10秒
×
3回
×
朝昼晩

ポイント

股関節を大きく後ろに広げるイメージで行うと、より効果が大きくなります。強く勢いよく引っ張りすぎないように注意してください。

サランラップもも裏

1 ラップの芯や
硬さのある棒を使って
もも裏に力を加える

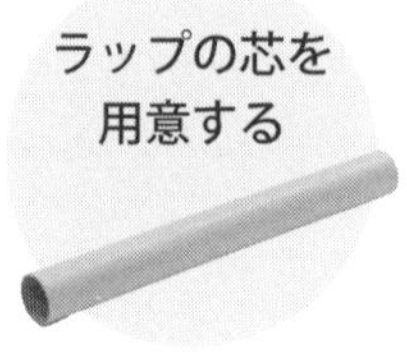
ラップの芯を
用意する

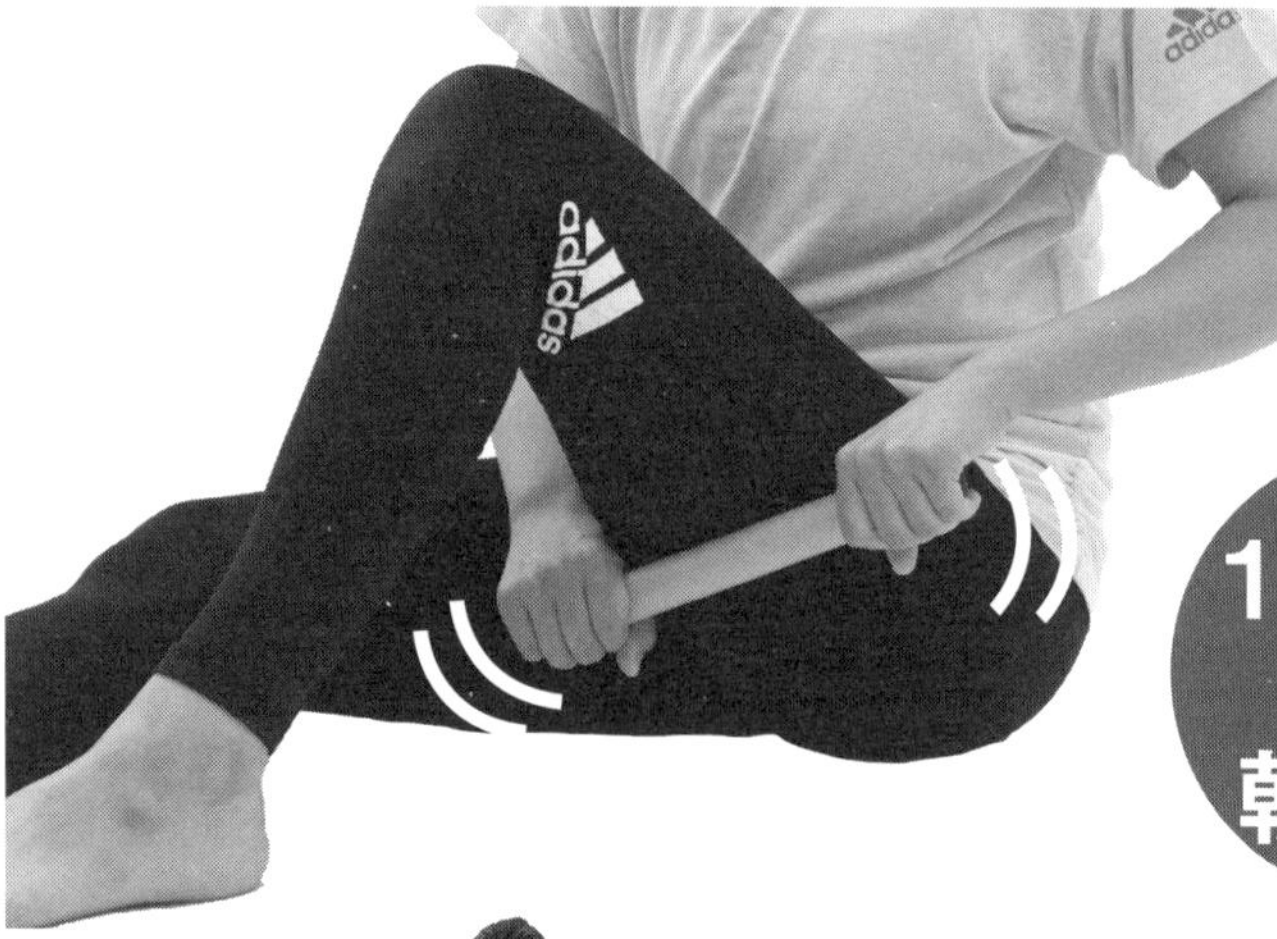

1～2分
×
朝昼晩

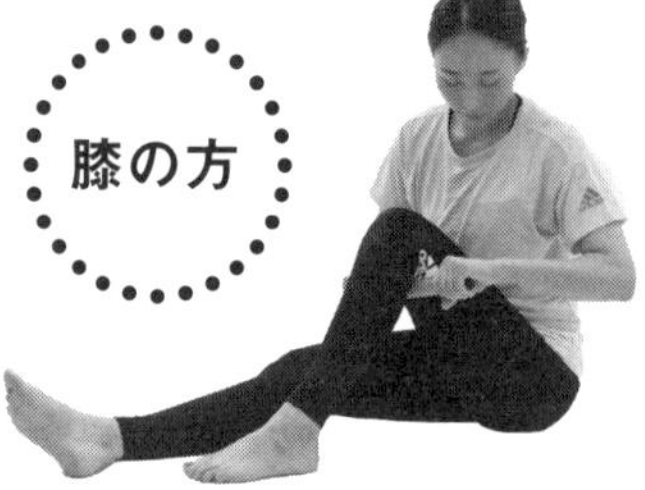
膝の方

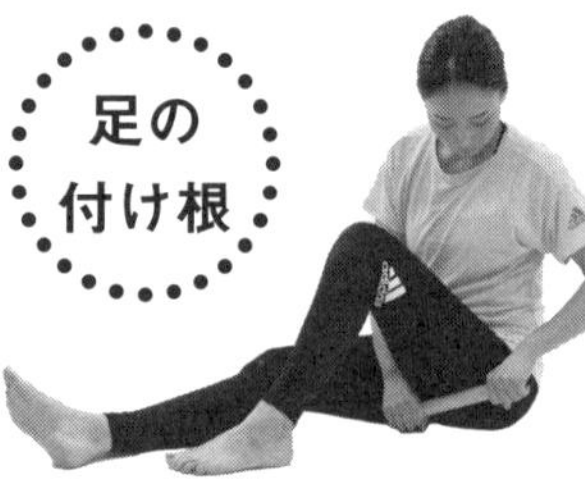
足の
付け根

ポイント

一部分だけでなく、足の付け根から膝までの範囲を満遍なく行います。

もも裏テニスボール

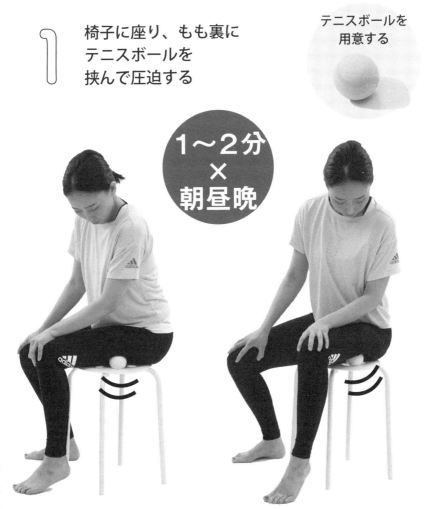

1 椅子に座り、もも裏に
テニスボールを
挟んで圧迫する

ポイント

足の付け根から膝までの範囲を満遍なく、足の位置を調整しながら上下左右にボールを転がします。座面が広い椅子の方が転がしやすいでしょう。

③もも裏：神経アプローチ

もも裏伸ばし

1 痛みがある方の
足を伸ばして浅く座る

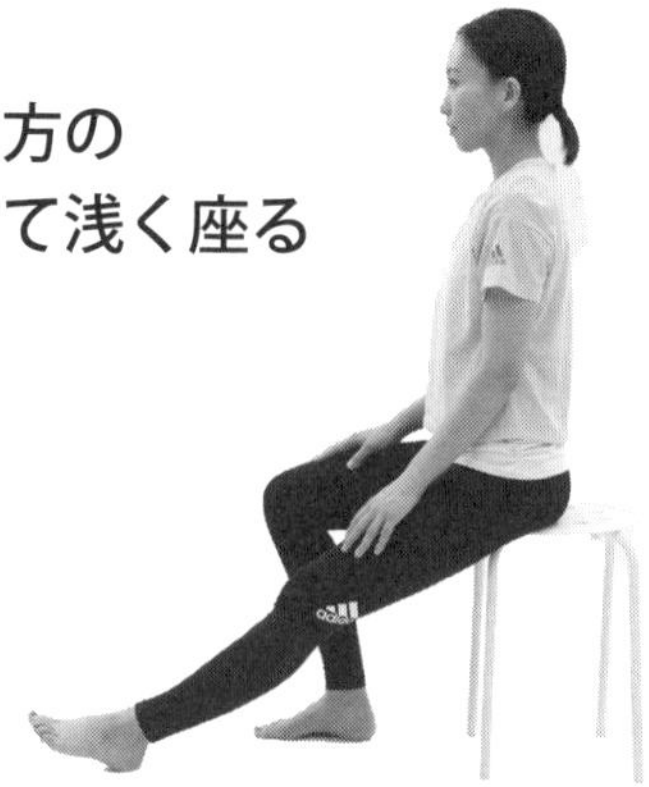

2 伸ばした足の足首を
つかむように前屈する

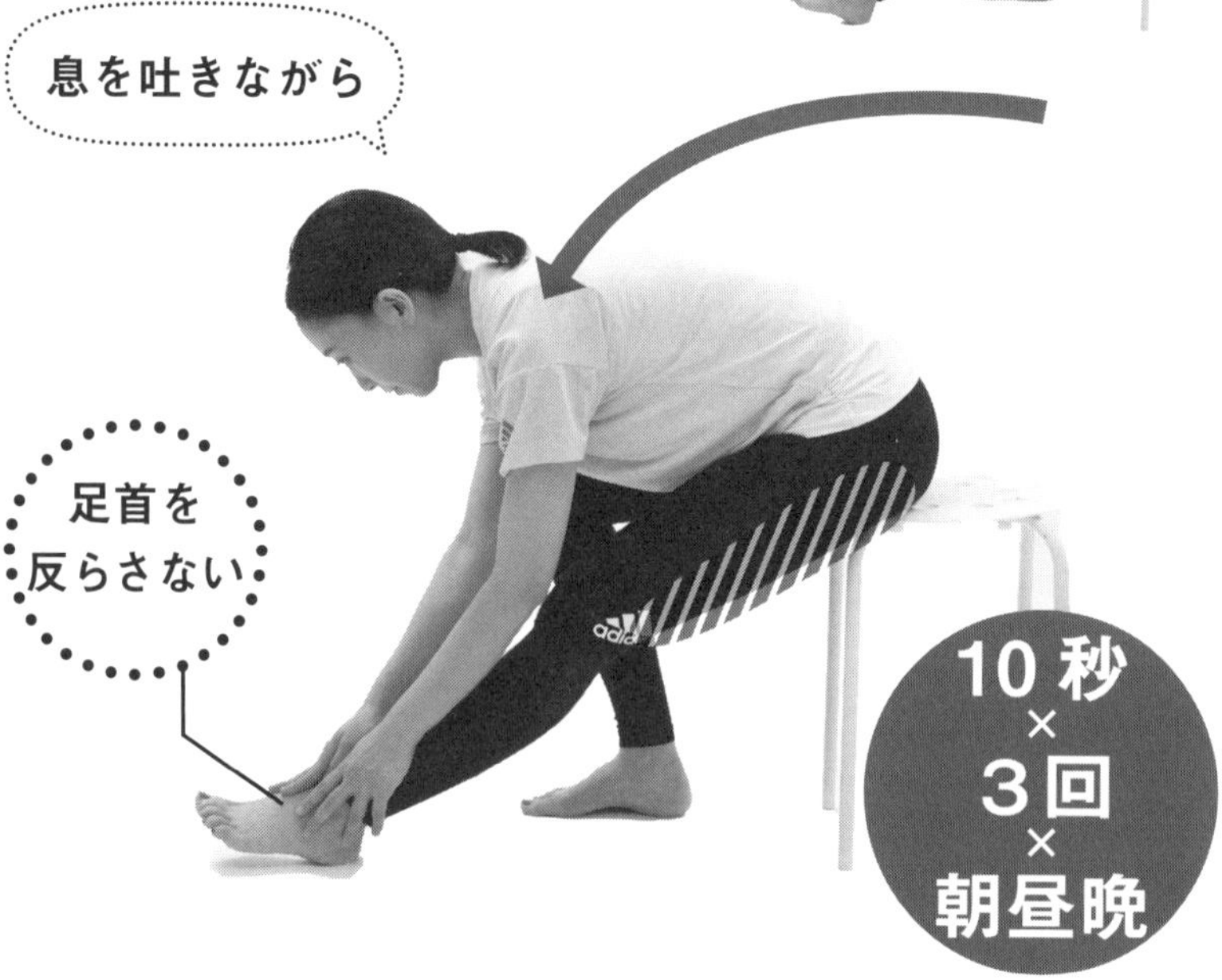
息を吐きながら
足首を
反らさない
10秒
×
3回
×
朝昼晩

ポイント

前に伸ばした足の足首を反らしてしまうと、もも裏が伸びにくくなります。足の裏を床につけるか、写真と同じ程度に浮かせるぐらいにしましょう。

タオル伸ばし

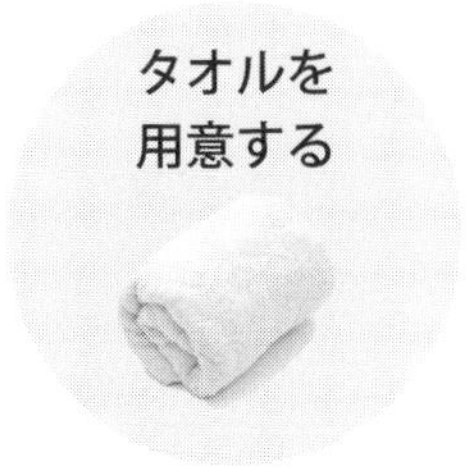

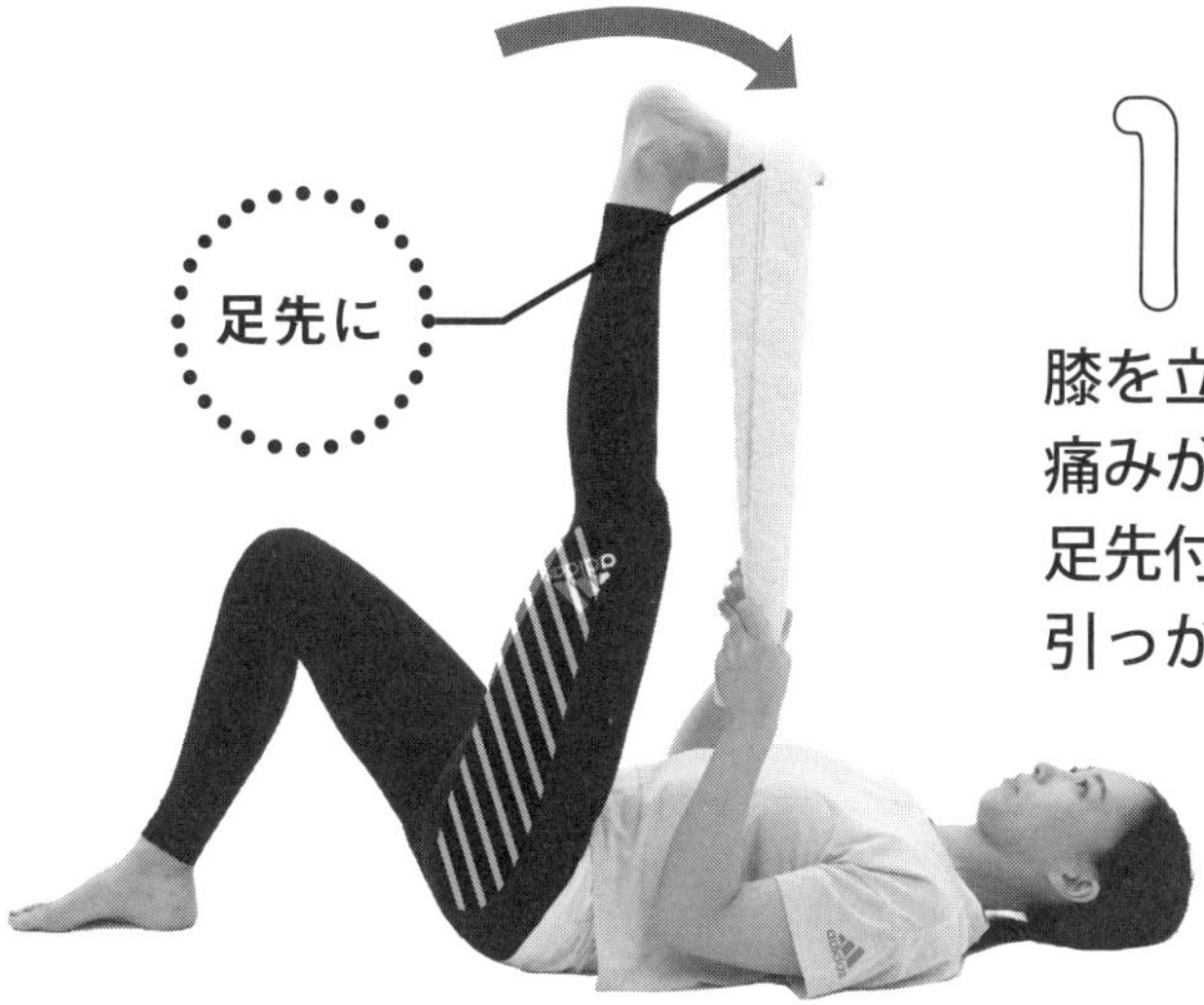

1

膝を立てて横になり、
痛みがある方の
足先付近にタオルを
引っかけて手前に引く

息を吐きながら

10秒
×
3回
×
朝昼晩

ポイント

こちらのストレッチは右ページとは異なり、足首を反らすと効果が高まります。

また、タオルを短く持つことでより負荷をかけやすくなるのでさらに伸ばしやすくなります。ご自身に合う加減を調整してください。

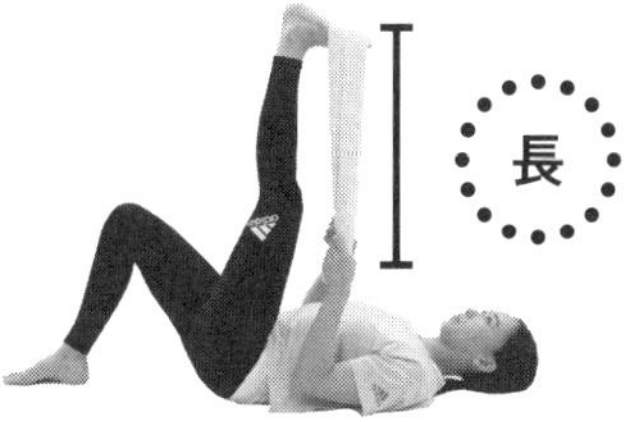

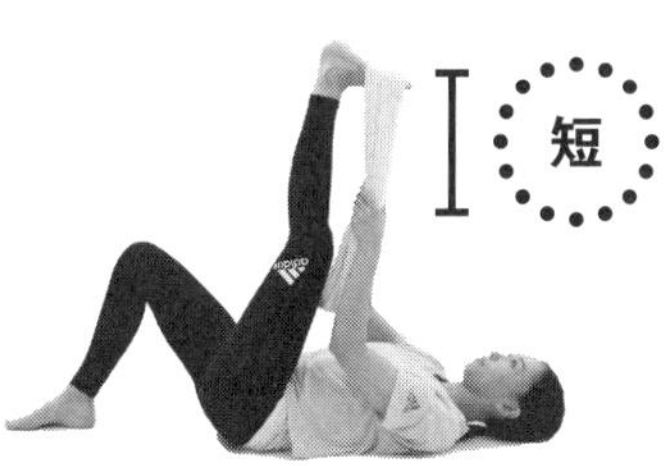

④ふくらはぎ：筋肉アプローチ

ふくらはぎ筋膜つまみ

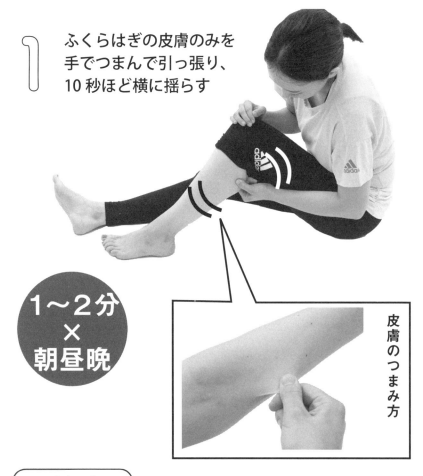

1 ふくらはぎの皮膚のみを手でつまんで引っ張り、10秒ほど横に揺らす

1〜2分 × 朝昼晩

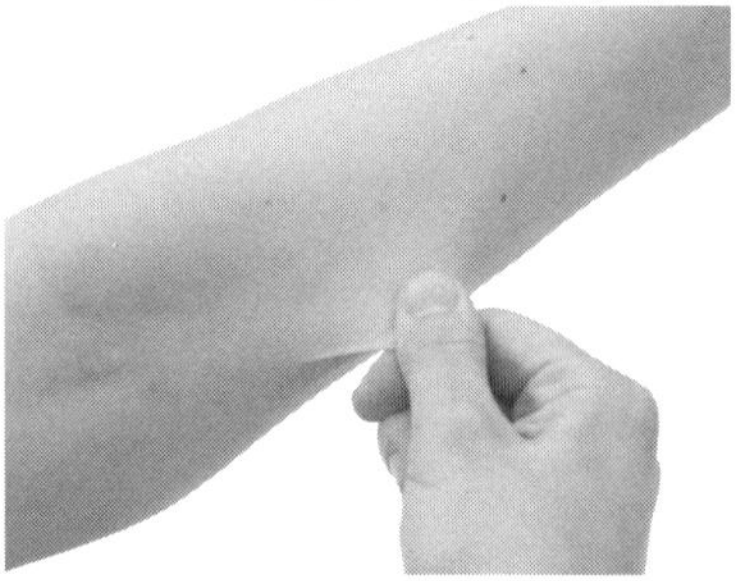

皮膚のつまみ方

ポイント

一部分だけでなく、膝〜足首までの範囲を満遍なく行います。皮膚が硬く、皮膚だけをつまむことが難しい場合は少し大きく“つかむ”ようになってもOKです。

足組みマッサージ

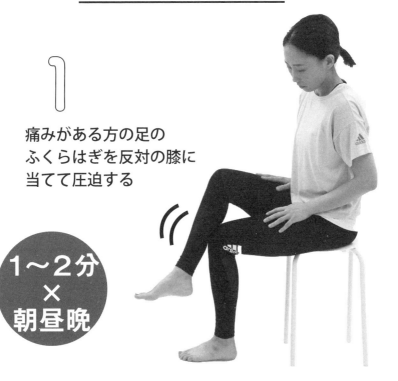

1

痛みがある方の足の
ふくらはぎを反対の膝に
当てて圧迫する

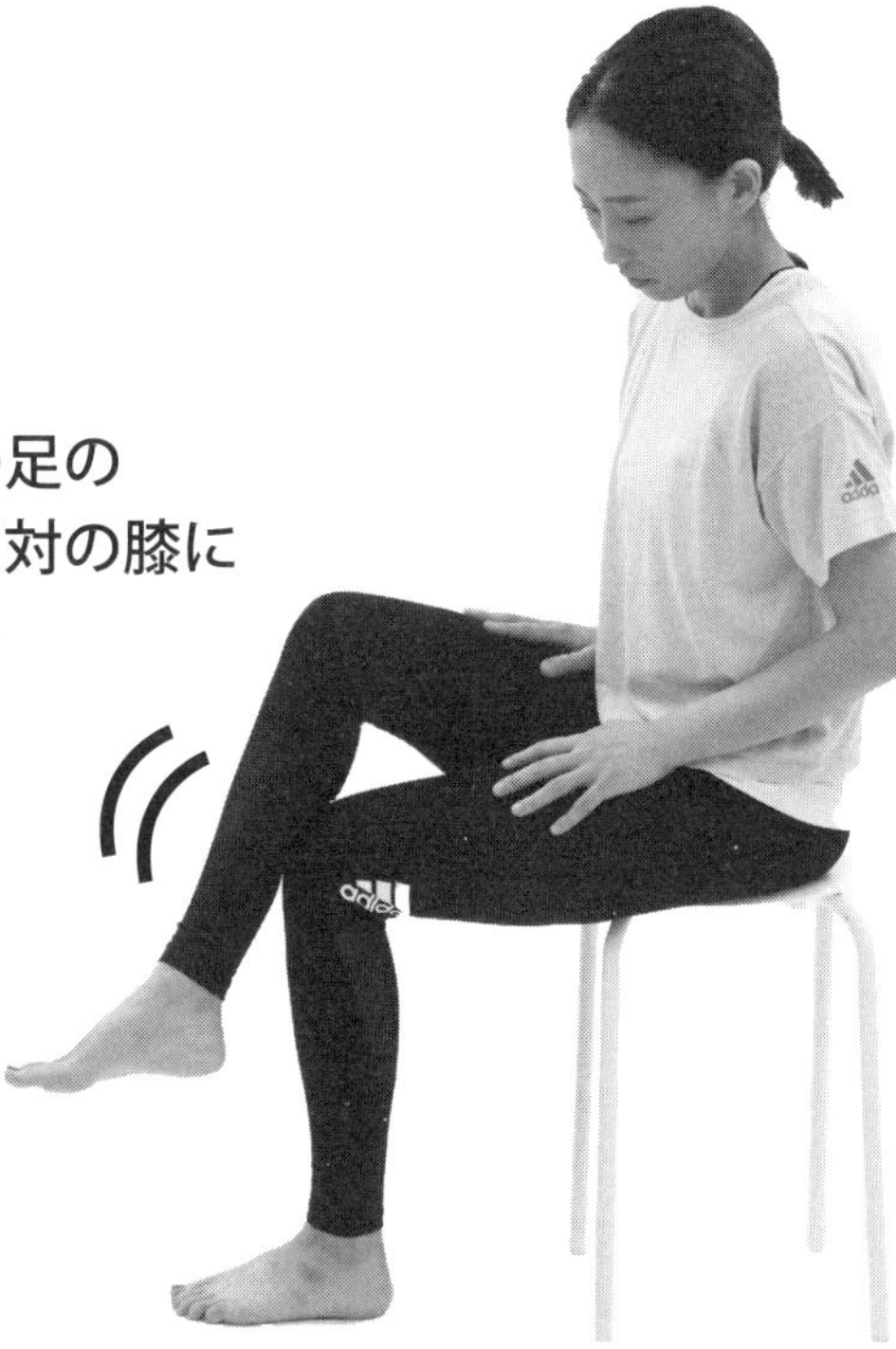

1～2分
×
朝昼晩

ポイント

ふくらはぎの一部分だけでなく、膝～足首までの範囲を満遍なく圧迫します。
全体を１～２分かけてマッサージするイメージです。

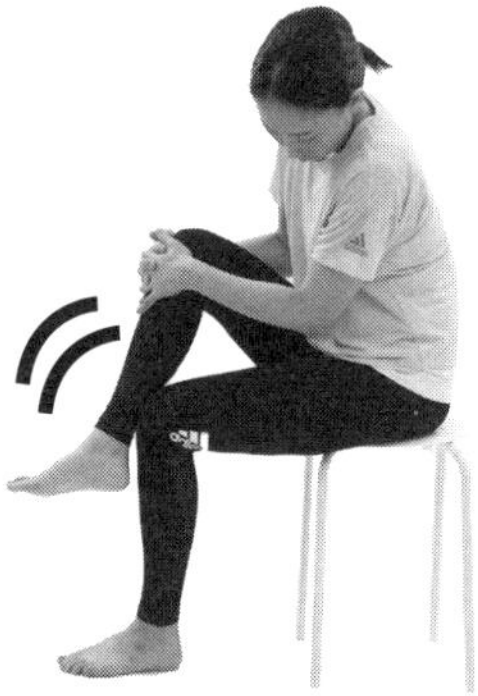

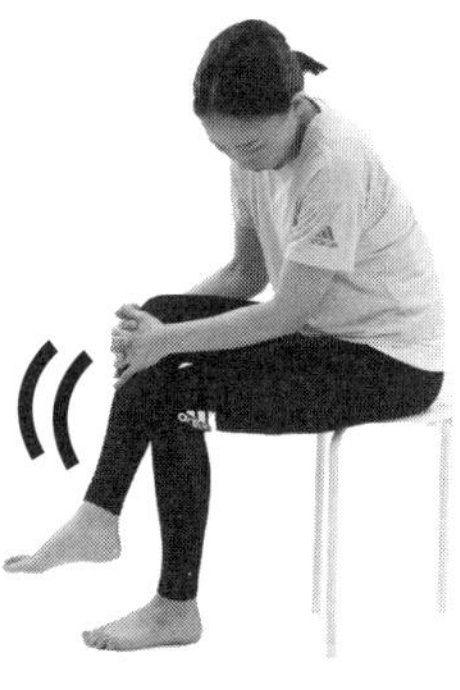

④ふくらはぎ：神経アプローチ

ふくらはぎストレッチ

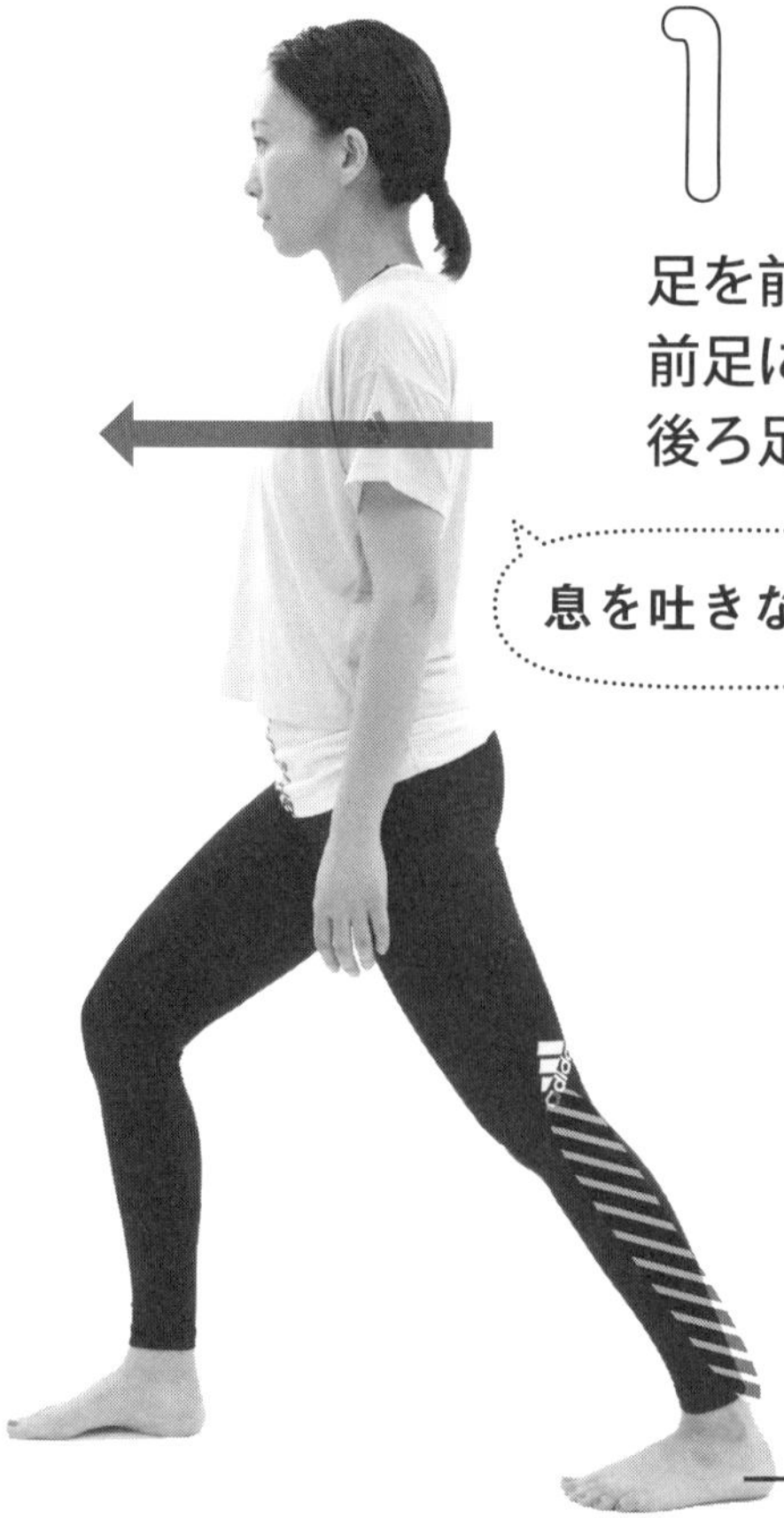

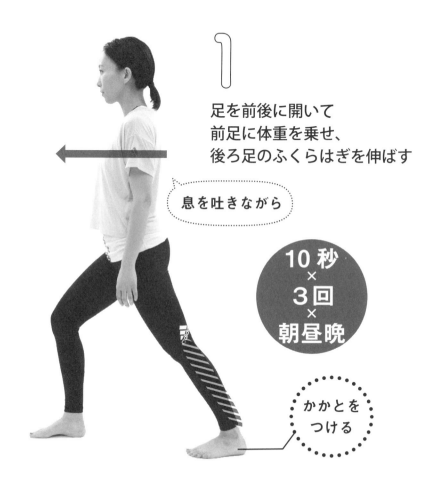

1

足を前後に開いて
前足に体重を乗せ、
後ろ足のふくらはぎを伸ばす

息を吐きながら

10秒
×
3回
×
朝昼晩

かかとを
つける

ポイント

痛みがある方の足を伸ばします。

2

余裕があれば、
さらに体重を前にかけて
ふくらはぎを伸ばす

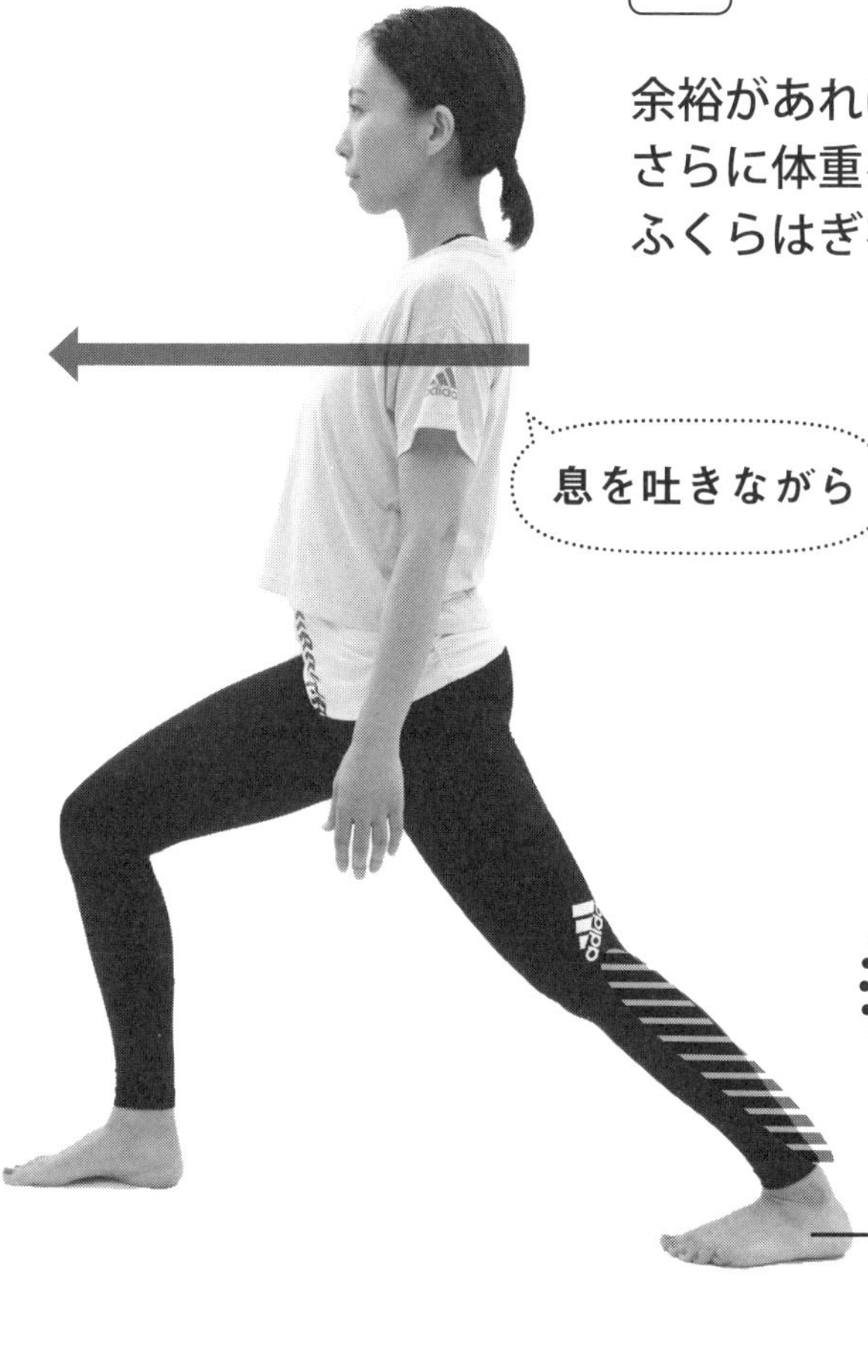

ポイント

体重をかけるときは、ゆっくりと行うようにしてください。アキレス腱からふくらはぎにかけて、じんわり伸びる感覚が得られればOKです。

⑤向こうずね：筋肉アプローチ

向こうずねマッサージ

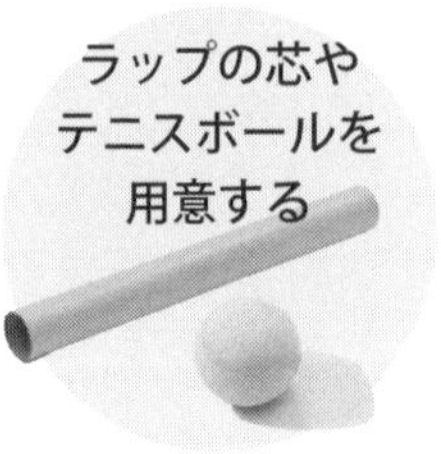

1

四つ這いの姿勢になり、
すねにストレッチポールや
テニスボールを挟んで
転がしながら圧迫する

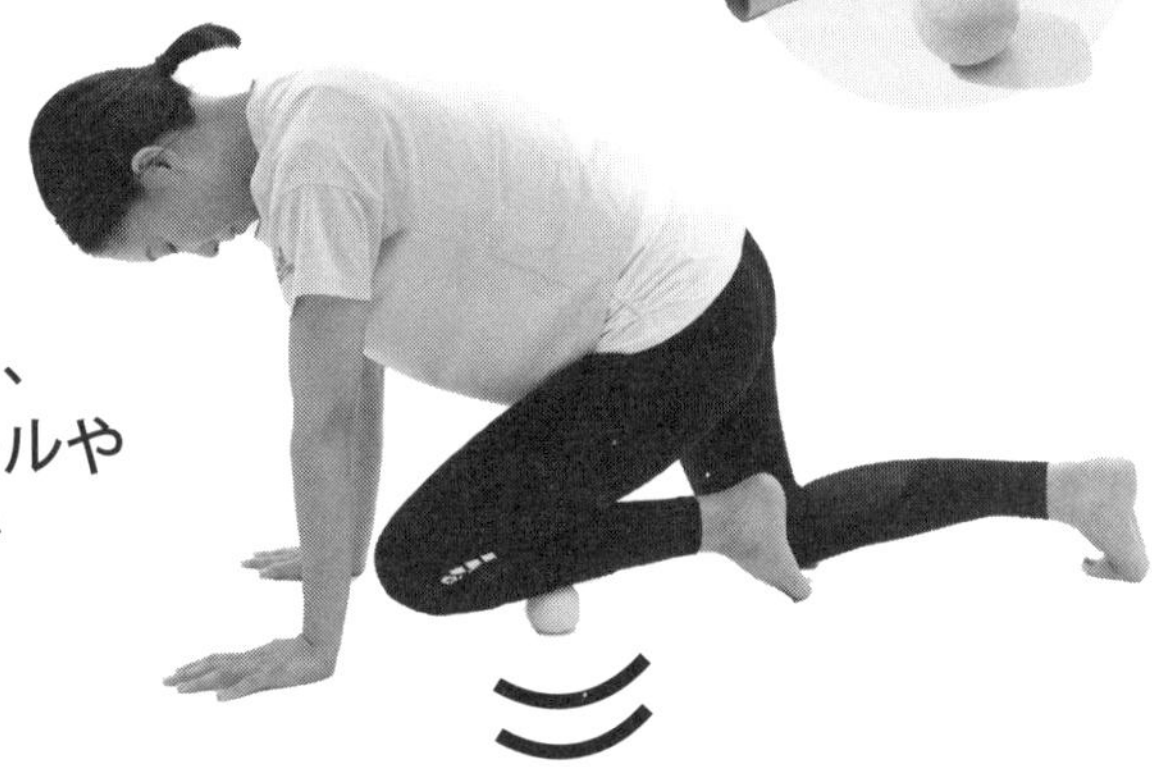

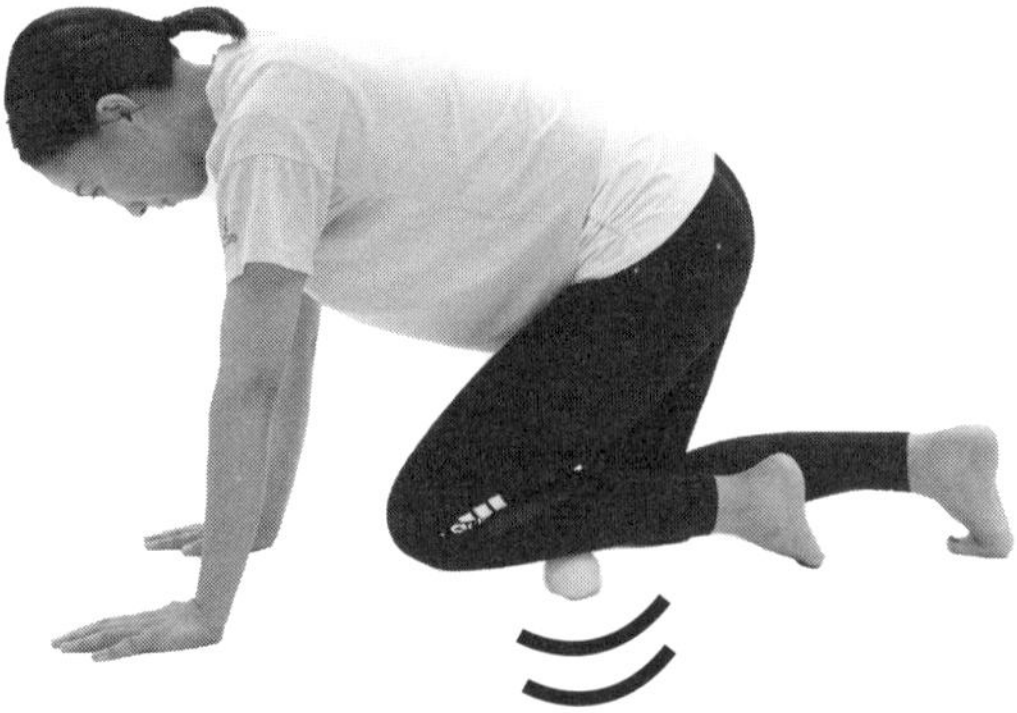

1〜2分
×
朝昼晩

ポイント

一部分だけでなく、膝〜足首までの範囲を満遍なく圧迫します。ストレッチポールがあれば一番いいですが、家にない場合はスプレー缶など硬さと長さがあるものを活用してください。

⑤向こうずね：神経アプローチ

向こうずね伸ばし

1

正座をして手を後ろにつく

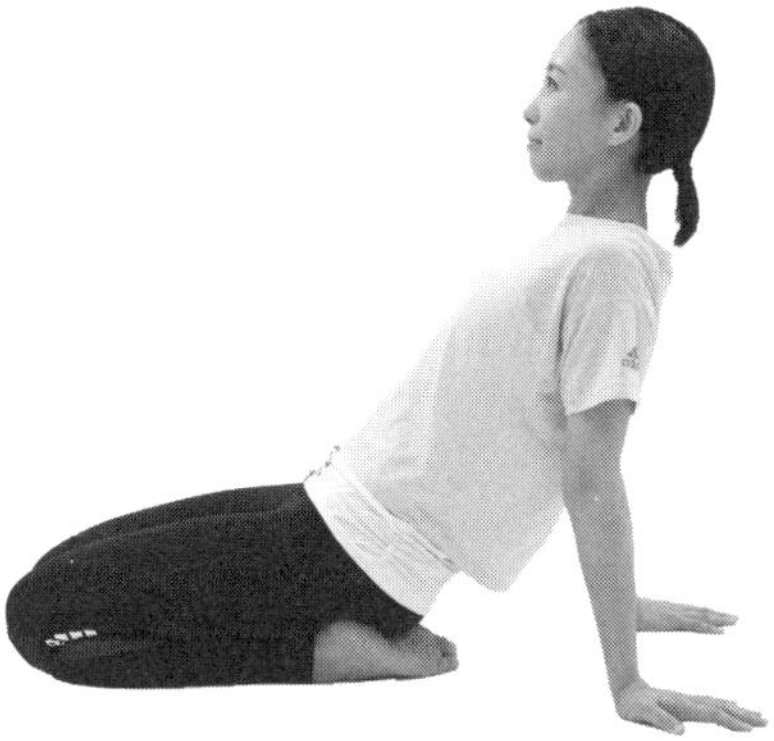

2

足先をお尻で押さえ、
お尻を支点にして膝を上げる

10秒
×
3回
×
朝昼晩

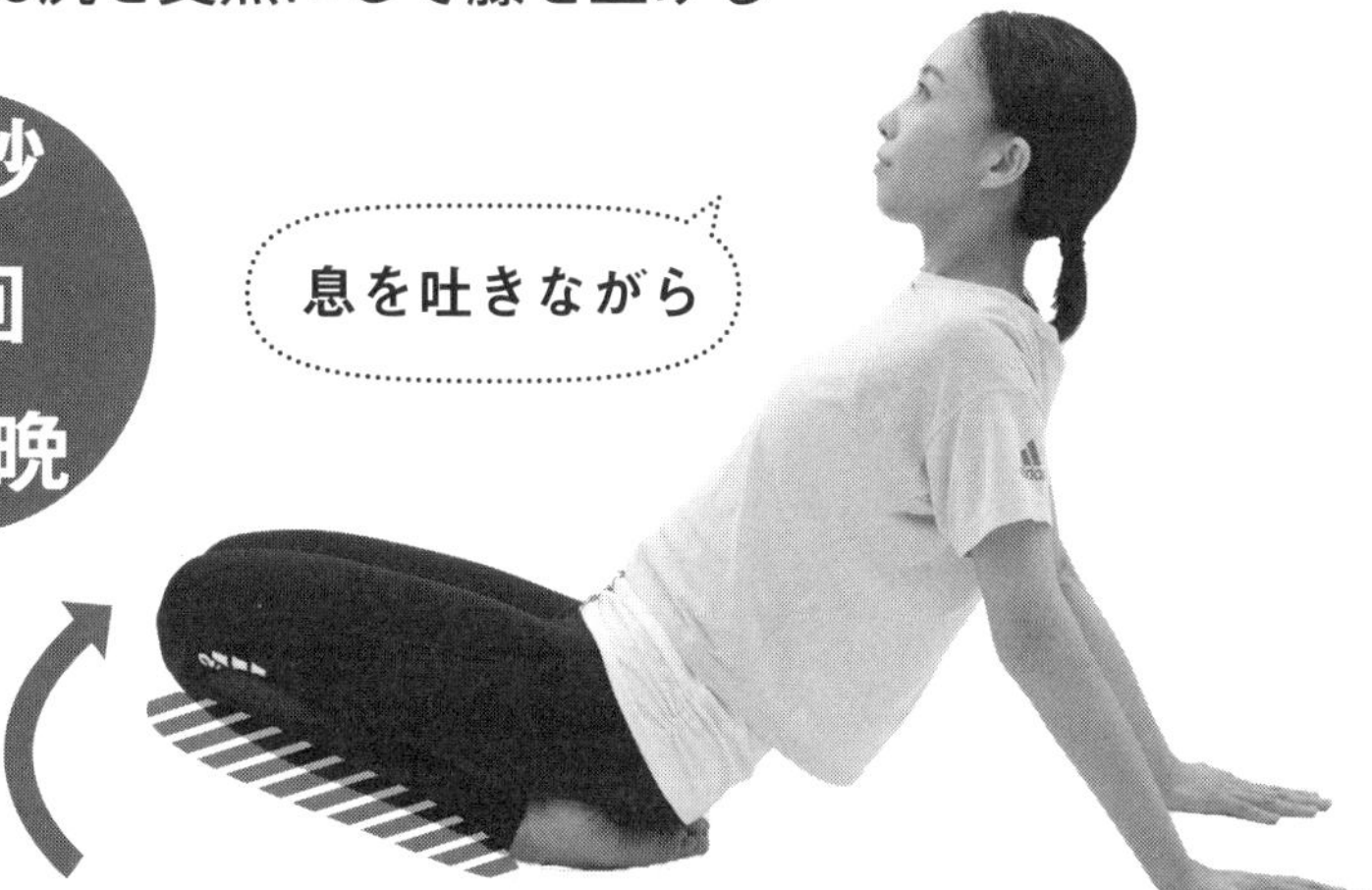

ポイント

膝～足首にかけて満遍なく伸びる感じがあればOKです。

5章

しびれ・痛みに対する5つのデイリーケア

日常生活で気をつけたい5つのこと

ここまで、下肢のしびれ・痛みに対する様々なアプローチをお伝えしてきました。いずれもご自身の症状に合うものを選び、日々セルフケアをしていただけたらと思います。

本章では、直接的なストレッチやマッサージ以外で、しびれや痛みが生じない体にするために日常生活でできることを紹介します。

それが、**「入浴」「ウォーキング」「体重管理」「痛みに対する考え方」「インナーマッスル」**の5つです。

難しいことはなく、皆さんが日常的に行っていることも含まれると思います。ですが、セルフケアの一環だと思って取り組むことで、ご自身の体への意識にも変化が現れるはずです。

この5つは、髄核タイプ、関節タイプ、末梢タイプの分類は関係なく、どなたにも3〜4章のセルフケアと並行して行っていただきたいと思います。

1

入浴

2

ウォーキング（有酸素運動）

3

体重管理

4

痛みに対する考え方

5

インナーマッスル

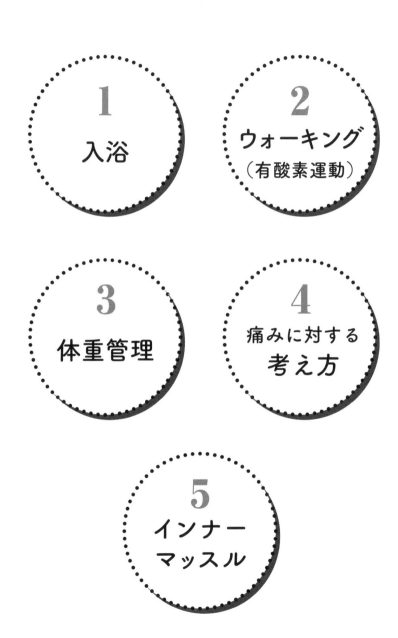

1・入浴

これまでに数々のセルフケアを紹介してきましたが、一番気軽に取り組める方法は「入浴」でしょう。体を温めることで全身の血流量が上がるといろいろ体に良いことがありますが、特に緊張した神経、筋肉には良い作用があります。

普通に40℃前後のお湯に浸かるだけでもいいですが、さらに効果的なのは**「温冷交代浴」**という方法です。**40℃前後のお風呂に5分ほど浸かり、その後に15〜20℃の冷水シャワーを1〜2分浴びる、これを2〜3回繰り返す方法**です。温度や時間は個人差があるので、ご自身の適温から始めて分数を調整するといいでしょう。温浴は体がポカポカ温まったら、冷水シャワーは体の熱が落ち着き、少し寒いと感じるくらいが目安です。

特に**慢性的なしびれ・痛みがある方には顕著に効果が現れる**ので、ぜひお試しください。ただし、しびれ・痛みなどの症状が出て1週間以内のうちは温めるより冷やした方が良いことが多いので、症状が出てからの期間で判断してください。

※注意　心疾患や血圧に持病がある方は行わないでください。また、冬場など浴室が冷えている状態では心臓への負荷が大きくなるため、十分に室内が温まってから行ってください。

2・ウォーキング（有酸素運動）

慢性的なしびれや痛みに効果的なものでウォーキングがあります。

「運動しましょう」と医師などからよく言われると思いますが、これは単に運動習慣を作ることが目的ではないのです。

実は、**ウォーキングなどの有酸素運動を行うと、体の中で痛みを緩和する物質が作られ、つらい痛みなどの症状が楽になる働き**[※2]**があります**。

これらは本書で紹介した下肢痛のメカニズムとはまた別の働きで、人間が持ち合わせる運動生理学的な考えに基づく体が楽になる仕組みです。様々な研究がありますが、**20分のウォーキングを週2〜3回、1ヶ月間行う**と効果が出ると言われています。

本書で下肢のしびれ・痛みの原因発見と対処法を行うことで根本から症状を緩和すると同時に、このウォーキングを並行して行うのが効果的と言えます。

※2 Nijs J. Kosek E, Van Oosterwijck J. et al.: Dysfunctional endogenous analgesia during exercise in patients with chronic pain: to exercise or not to exercise? Pain Physician, 2012, 15: ES205-ES213.

3・体重管理

「体重が増えると体に負担がかかる」ということをここで明言したいと思います。耳が痛いテーマかもしれませんが、きちんとお伝えさせていただきます。

下肢のしびれ・痛みのなかでも、髄核タイプでは脊柱の椎間板が影響していましたね。[※3]ある論文では、ＢＭＩ（肥満度や低体重を表す指標）の数値が大きいほど、椎間板に問題が起こりやすいというものがあるほどです。

ただ、本書でもお伝えしている通り、下肢のしびれ・痛みの原因は椎間板だけではありません。それでも体重管理に気をつけた方が良い理由は、**「腰を守っている周囲の関節や靭帯、筋肉への負担」を考えたい**からです。そこには下肢も含まれます。

痩せていることがすべてではありませんが、やはり適正体重にあることが結果的に椎間板の保護に繋がり体への負担も少ないので、数ヶ月で体重が3～5キロ増えたという方は体重管理を行いましょう。

※3　Samartzis D, Karppinen J, Chan D, Luk KD, Cheung KM. The association of lumbar intervertebral disc degeneration on magnetic resonance imaging with body mass index in overweight and obese adults: a population-based study. Arthritis Rheum. 2012 May;64(5):1488-96.

4・痛みに対する考え方

「痛い時は安静に」という言葉があるように、体にしびれや痛みがあると無理をしたくないというのが、多くの方の本音だと思います。

しかし、**現代医療の新常識は「安静」から「無理なく動く」に変わっています**。これは「恐怖―回避モデル」という痛みを長引かせてしまう思考状態に陥る懸念があるからです。簡単に言うと、痛みが出る怖さや不安で体を動かさなくなるために体力や筋力などが落ち、余計に症状が悪化することで外に出るのも億劫になるという負のループ状態です。

もちろん症状が出たばかりの時期や、病院での検査で問題があり安静の指示があった場合は別です。しかし、多くの場合は薬を飲んで痛みをコントロールしながら無理ない範囲で体を動かすことで、その後の経過も良い傾向にあります。

痛みを極端に恐れる方は、痛みを0％の状態にしたいと考える方が多いです。しかし、体の衰えという避けられない現象がある以上、0％にするのはほとんどの場合は難しいです。であれば、**20％の痛みがあってもできることは何か、50％の痛みを20％まで下げられるか**という考え方をする方が、症状とうまく付き合いながら日々を過ごせると私は考えています。

5・インナーマッスル

腰痛からの下肢痛・しびれを考えた時に、「インナーマッスル」を鍛えることで腰の安定性が増し、下肢の症状の緩和や予防に役立ちます。

インナーマッスルの役割は「脊柱の安定」「姿勢の保持」「内臓の保護」など様々な効果がありますが、特に注目するのは**背中周りのガチガチの筋肉を柔らかくしてくれる**作用です。

インナーマッスルは読んで字の如く、体の内側から支えてくれる筋肉です。家で言う支柱ですね。それに対して筋骨隆々の盛り上がった筋肉はアウターマッスルと呼ばれます。家で言うと外壁です。支柱が安定していないと家全体がグラグラするように、インナーマッスルが弱いと姿勢は不安定になり、**それらを支えるためにアウターマッスルは常に緊張を続け、硬い筋肉が出来上がります**。

ぎっくり腰は硬い筋肉や姿勢が原因で生じることが多いので、インナーマッスルを鍛えることで腰痛予防に繋がります。下肢の症状に対するセルフケアと並行して日常で簡単に行えるインナーマッスルの鍛え方を3つお伝えします。

筋肉の役割

アウターマッスル

・体の表層の筋肉

・大きな力を発揮するときに使われる

・「外壁」の役割

インナーマッスル

・体の深部の筋肉

・姿勢を保つのに使われる

・「支柱」の役割

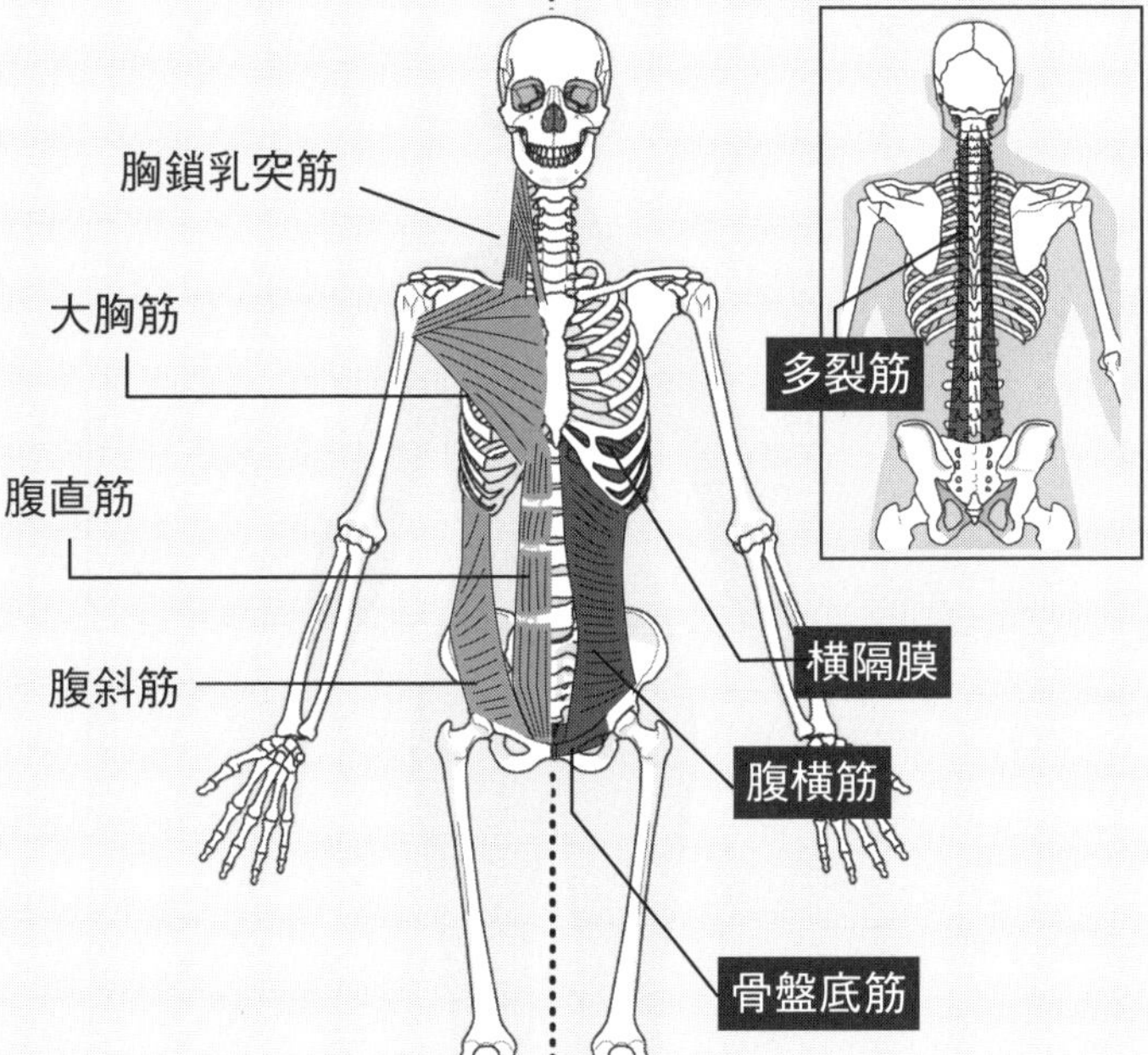
胸鎖乳突筋
大胸筋
腹直筋
腹斜筋
多裂筋
横隔膜
腹横筋
骨盤底筋

インナーマッスルエクササイズ〈弱〉

鍛えたい筋肉：多裂筋（背中）

1 四つ這いの姿勢から右手・左足を地面と平行にあげる

３秒キープ！

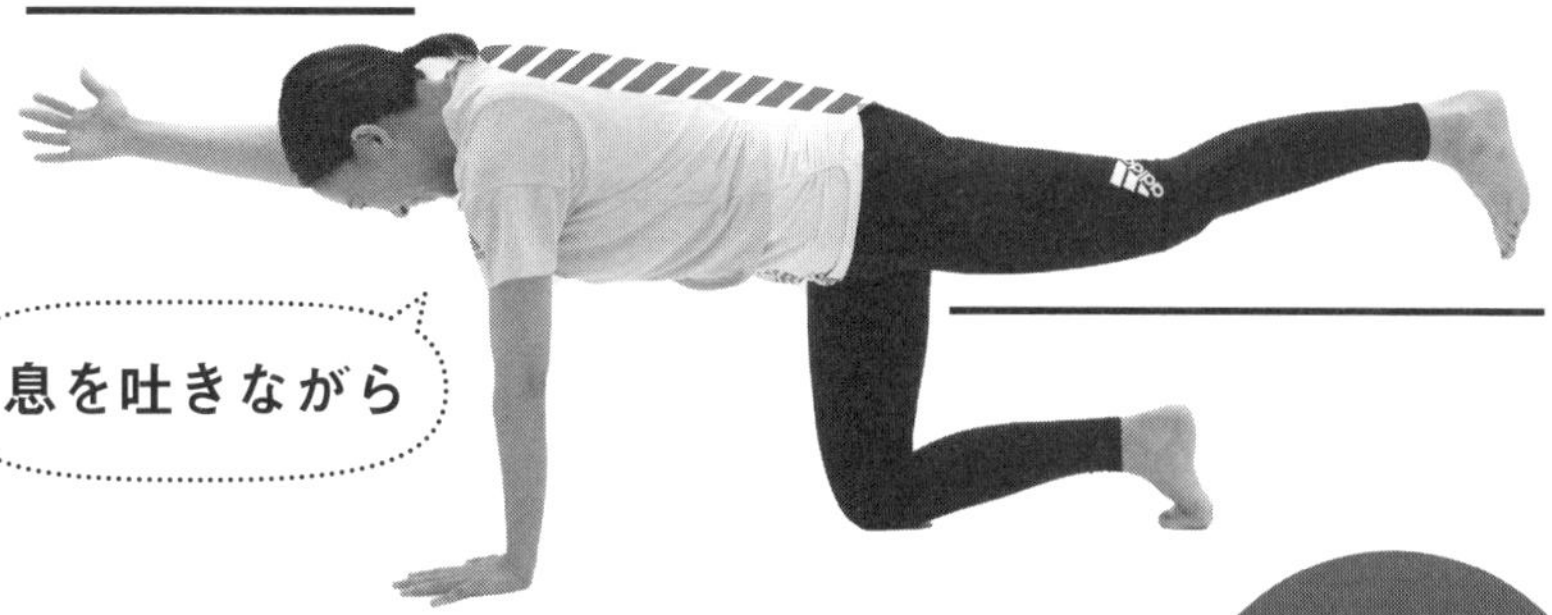

息を吐きながら

左右３往復

2 手足の左右を入れ替える

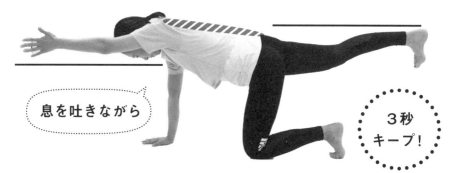

息を吐きながら

３秒キープ！

ポイント

手足を上げている状態はきちんとキープすることが大切です。下側の足の指を立てると体を支えやすくなります。

インナーマッスルエクササイズ〈中〉

鍛えたい筋肉：腹横筋（下腹部）、横隔膜（みぞおち）

1

膝を軽く立てて仰向けに寝る

2

寝たままの状態で、お尻〜下腹部に
力を入れて締める・ゆるめるを３回ほど
繰り返す

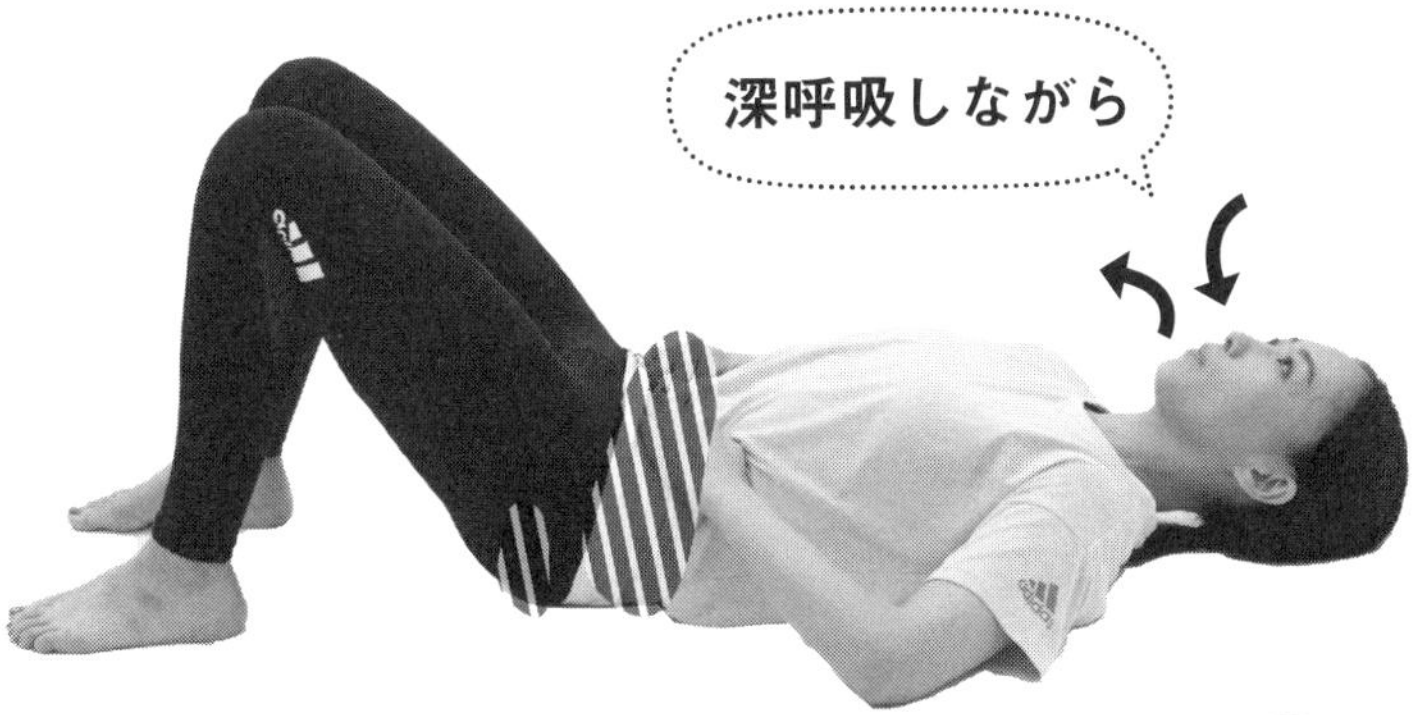

3

お尻を３秒ほどぎゅっと
締め、ゆっくりゆるめる
これを３回ほど繰り返す

３秒
×
３回

ポイント

時間や体力に余裕のある方は、ステップ３の後にお尻を締める秒数を４秒、５秒と延ばしていくのもいいでしょう。

インナーマッスルエクササイズ〈強〉

鍛えたい筋肉：腹横筋（下腹部）、横隔膜（みぞおち）、骨盤底筋

1 膝を軽く立てて仰向けに寝る

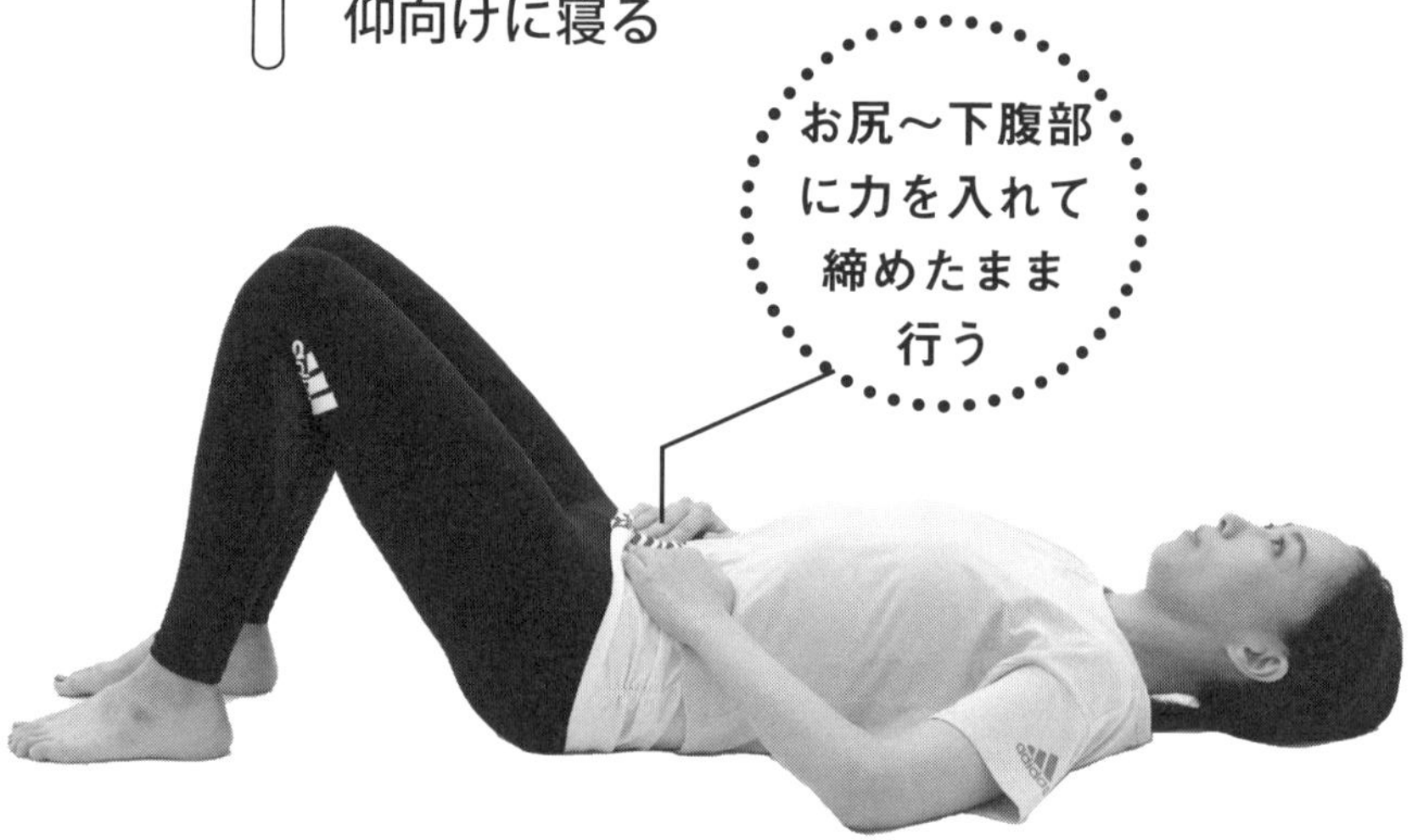

ポイント

膝は、写真くらいの角度で曲げると上げやすくなりますが、自信のある方は膝を 90 度くらいの角度にしてスタートしてもいいですね。

腰は床にべたーっと付けずに、手のひらが入るくらいの隙間がある方が足を上げやすくなります。

手は体の横に置いても、写真のようにお腹の上に置いてもどちらでも大丈夫です。

2 骨盤を動かさないようにして、膝が 90 度になる角度で片足を上げる

お尻の穴をすぼめるように力を入れながら

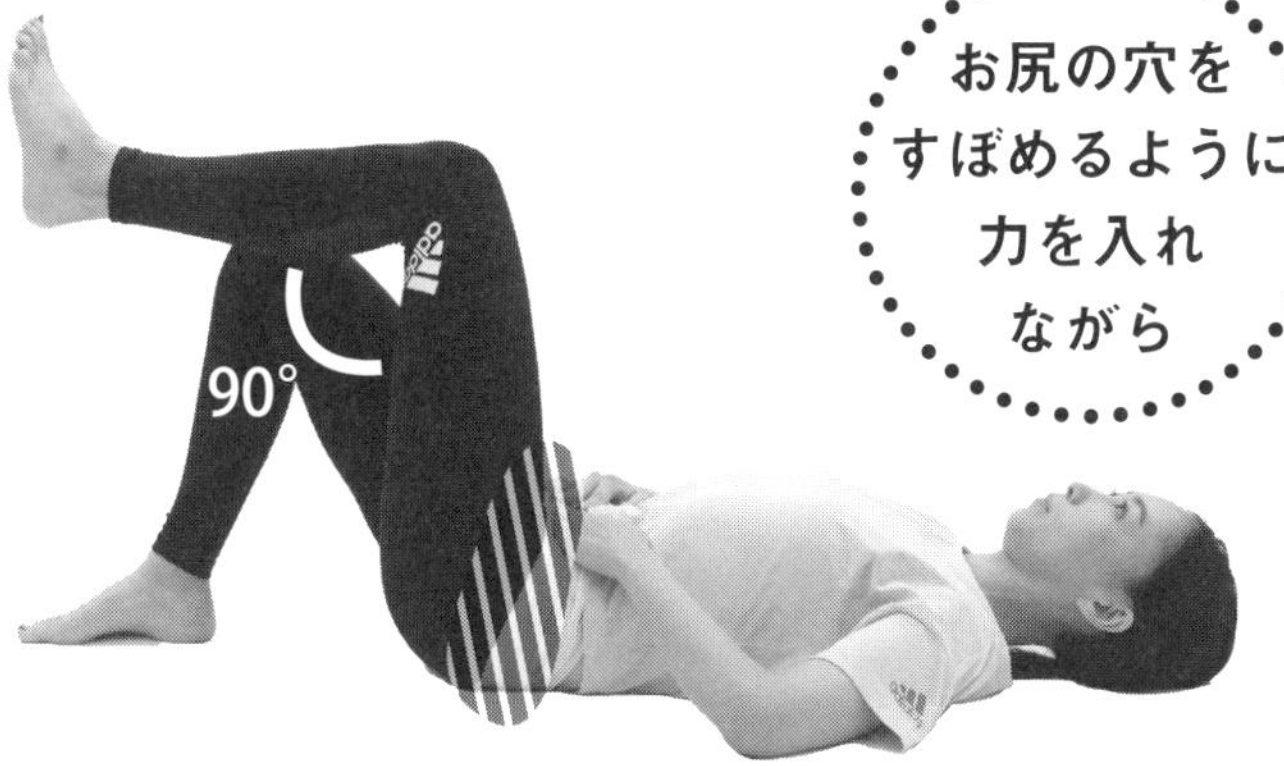

3 もう片方の足も同様に上げて 10 秒キープする

10 秒キープ×3回

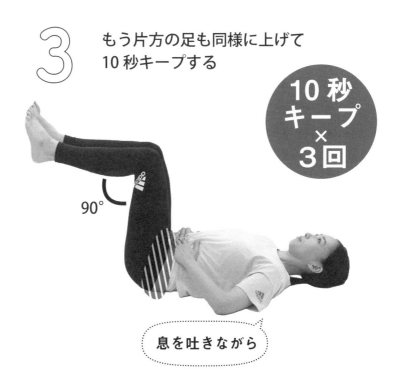

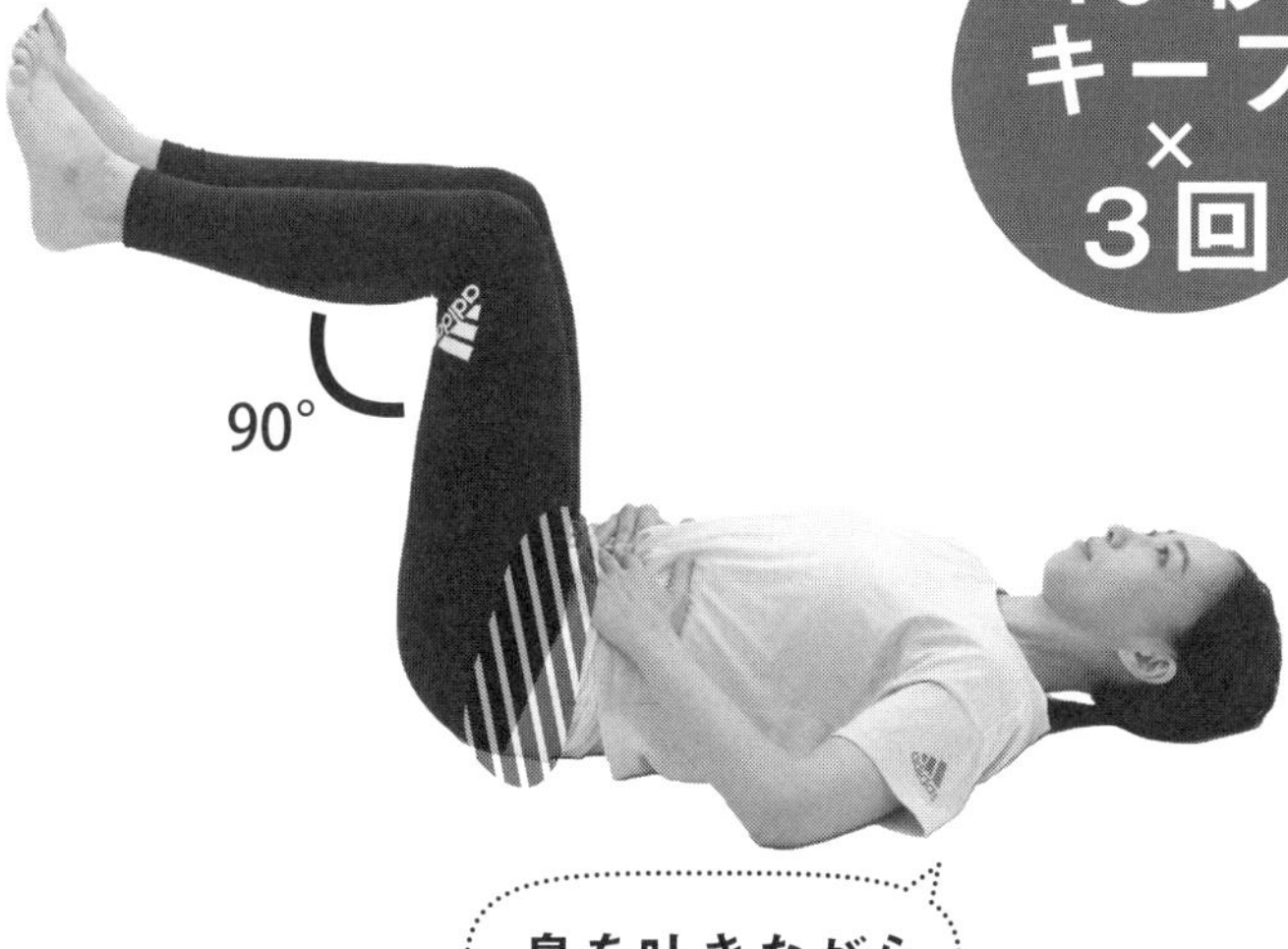

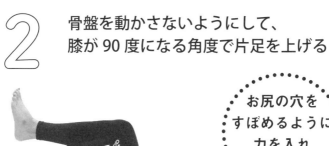

息を吐きながら

おわりに

最後までお読みいただきありがとうございます。

「はじめに」でお伝えした私が臨床で一番大事にしている「問診」ですが、本書のテーマである「下肢のしびれ・痛みの自力改善」のために書籍でどう表現しようかと考えました。

普段は治療時間の60分のうち、30分は問診に時間を割きます。問診で7割の病態を推測して治療を行い、実際に痛みやしびれが変化するかをその場で確認します。効果判定まで行うことで治療の方向性を決定し、ご自身に合ったセルフケアをお渡しするという流れです。

書籍では直接私が一人一人にお話を伺うことはできませんが、チェックで当てはまった所見から原因をカテゴライズしましたので、それに沿った対処法を実践していただければ、症状の改善につながるでしょう。

なぜ、私が問診を一番大事にしているかというと、「病を見るのではなく人を見たい」からです。

病名に対して確立された体操を伝え、一般に支持されている治療手技を行えば良いという考えもあるのかもしれません。しかし、人の体は心と結びついています。問診では病態の把握はもちろんですが、その方がどんな事を大事にしているのか、症状がなくなった先に何を叶えたいのか、どんな幸せを想像しているのかを考えます。

そして重要なのは、受け身の治療ではなく、患者さんと二人三脚で症状の改善を目指すことです。そのためには私たちが患者さんに寄り添い、希望を見つけられるように光り輝く必要があります。本書を通して少しでも症状が改善し、皆様への希望になれば幸いです。

本書を執筆するにあたり、有識者の先生にご協力を仰ぎました。

医療法人社団顕伊会　さい整形外科クリニック　鈴木幸宏先生

この場を借りて御礼申し上げます。どうもありがとうございました。

最後に、私が大切にしている言葉があります。「人生は自分が感じたままの世界」という言葉です。空が晴れていても心が曇っていれば、どこか彩りに欠けた世界になるでしょう。雨が降っていても心が晴れていれば、雨水の雫の綺麗さに気付けます。

人生は自分次第でその彩りが変化します。等身大の自分でいいのだと思います。楽しい時は笑って悲しい時には泣けばいいです。

皆様の心と体が、どうか健やかであることを願っています。

2023年11月　柿澤健太郎

理学療法士　柿澤健太郎の個人治療院「整体院さんけん堂」はコチラ↓

【著者略歴】
柿澤健太郎（かきざわ・けんたろう）

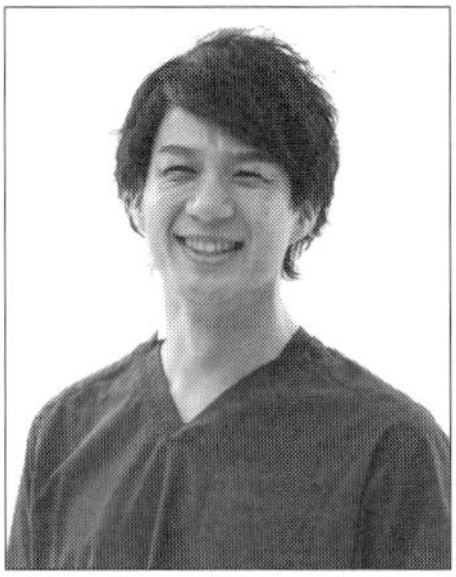

2009年、理学療法士免許取得。 整形外科病院、訪問リハビリ、心身障がい者施設にて延べ１万回以上の施術経験を有する。2015年、「日本の技術は世界で通用するか？」 を証明するべく、世界20カ国500人以上に施術し各国で効果を示し帰国。培った経験と知識をもとに、１人１人の状態に合った原因追究や自律神経の観点から不調を解消する施術を展開。
2023年に個人治療院「整体院　さんけん堂」を開設。
また、培った体の知識とケアの仕方を企業の健康経営サービスとして広めるべく合同会社 Spotlight を創業。社内でのヘルスケアセミナー、商品監修、開発を多く手掛ける。
著書『心と体がらくになる自律神経の整え方』『めちゃ硬さんのための誰でも柔らかくなるストレッチ（監修）』『たった１分で首・肩・腰がスーッと楽になる　すごい体伸ばし』（いずれも彩図社）

「整体院　さんけん堂」ホームページ　https://seitai-sankendo.com/

【モデル】杉山静香
【撮影】神取知華子

下肢のしびれ・痛み　自力改善メソッド

2023 年 12 月 22 日　第一刷

著　者　　柿澤健太郎
発行人　　山田有司
発行所　　株式会社　彩図社《さいずしゃ》
〒 170-0005
東京都豊島区南大塚 3-24-4　ＭＴビル
TEL 03-5985-8213　FAX 03-5985-8224
印刷所　　シナノ印刷株式会社
ＵＲＬ　　https://www.saiz.co.jp
https://twitter.com/saiz_sha

　ISBN978-4-8013-0697-4　C0077